JN078630

医療被ばく
低減への取り組み

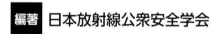

編著 日本放射線公衆安全学会

医療科学社

———— 著者一覧（執筆順）————

山森　和美（帝京大学ちば総合医療センター　放射線部）

諸澄　邦彦（元　日本診療放射線技師会　専門職）

佐藤　洋一（甲府共立病院　放射線室）

福住　　徹（獨協医科大学病院　放射線部）

川﨑　英生（順天堂大学医学部附属順天堂医院　放射線部）

関根　　明（玄々堂君津病院　放射線科）

佐々木　健（上尾中央総合病院　放射線技術科）

長谷川　健（土浦協同病院　放射線部）

山本　進治（東京山手メディカルセンター　放射線科診療部）

宮川　朋之（甲府共立病院　放射線室）

柴田　　歩（まろクリニック　放射線部）

茂木　大哉（上尾中央総合病院　放射線技術科）

荒井　一正（日本赤十字社和歌山医療センター　放射線診断科部）

北山　早苗（さいたま赤十字病院　放射線科部）

矢部　　智（越谷市立病院　中央診療部門放射線科）

笹沼　和智（日本医科大学多摩永山病院　放射線室）

目黒　靖浩（北海道労働保健管理協会　放射線部）

はじめに

　このたびは本書をお手に取っていただきありがとうございます。

　皆さんは本書のタイトルである「医療被ばく低減への取り組み」と聞いてどのようなことを想像されるでしょうか？　特に医療被ばくという言葉にどのようなイメージを持たれるでしょうか？　不安や心配というイメージを持つ方が多いのではないでしょうか。

　本書では、このようなイメージを持ちがちな放射線診療の検査に、皆さんが安心して臨むことができるように、現場で取り組まれている医療被ばく低減に関する様々な事項について紹介しています。本書は見開き2ページで1つの話題が完結するように構成しています。気になる部分を開くことで簡単に情報を得ることができるでしょう。

　日本放射線公衆安全学会は2003年に設立され、主に放射線診療がより安全になされるよう技術探求や成果の普及に努める活動をしています。また、医療従事者が受ける職業被ばくや、福島第一原子力発電所事故により注目された公衆被ばくについても活動範囲としています。

　現在、（公社）日本診療放射線技師会の事業である医療被ばく低減施設は、2005年の第1号以来、各地で多くの認定施設が誕生しています。この医療被ばく低減施設認定制度においては医療被ばく線量の把握と医療被ばく相談、放射線の最適化の恒常的実践、職業被ばくへの対応などを審査項目としており、その創設には当学会も大きな力を発揮しました。また、現在最適化の指標であるDRLs2020の源ともなる「医療被ばくガイドライン」についても同じく、当学会の果たした役割は非常に大きなものでした。

　このように、今や医療被ばく低減活動の根幹をなす部分には当学会があります。本書を通じて、創立から20年にわたる当学会の様々な活動、そして医療被ばく低減に向けて行われている「取り組み」を知っていただけると幸いです。

日本放射線公衆安全学会　会長　佐藤洋一

2023年9月吉日

目　次

第1章　医療被ばくガイドラインの策定

第2章　診断参考レベル

第3章　医療被ばく低減施設認定

第4章　医療法施行規則の改正を受けて

第5章　市民に向けた活動

第1章

医療被ばくガイドライン
の策定

1. わが国における医療被ばくの現状

　人体が放射線に曝されることを放射線被ばくと言います。放射線被ばくはその管理の視点から「医療被ばく」、「職業被ばく」、「公衆被ばく」の3つに分類されます。このうち、医療被ばくは医療機関などで行われる放射線診断や放射線治療の過程で患者さん自身が受ける被ばくのことを言います。また、これ以外にも放射線診断を受ける患者さんの介助のため、その家族などが承知のうえで自発的に受ける被ばくや、医学生物学的研究の一部としてボランティアが受ける被ばくなども医療被ばくの範疇として取り扱われます。本書では、放射線診断や放射線治療の過程で患者さん自身が受ける被ばくを中心に扱うこととします。

　さて、「放射線なしには医療は成り立たない」と言われるほど、現代医療では放射線や放射性同位元素を用いた検査や治療は欠くことのできない存在となっています。医療被ばくにおいて患者さんが受ける放射線の量は、検査の種類によって大きく異なり、歯科撮影のように局所的にごくわずかな被ばくをするものもあれば、X線CT検査や核医学検査などのように1検査当たりの被ばく線量が比較的高めの検査もあります。個人差はありますが、2020（令和2）年に発表された公益財団法人原子力安全研究協会の『生活環境放射線（国民線量の算定）第3版』では、日本人が1年間に受ける医療被ばく線量は平均で 2.6 ミリシーベルトと報告されています。これに対して、国連科学委員会の 2008 年報告においては、世界各国の平均医療被ばく線量は年間 0.6 ミリシーベルトと報告されており、わが国の医療被ばくは世界平均の4倍以上あり、諸外国と較べて極めて高い状況となっています（図1）。これには、わが国の保険制度によって国民が医療にアクセスしやすい環境にあるという背景もありますが、X線CT検査が先進諸国の中でも広く普及していることや、胃がん検診による上部消化管検査が行われていることなどがその理由として考えられています。特にX線CT検査は、1回の検査あたりの被ばく線量が高いことや、比較的手軽に検査が行えるので短期間に繰り返し検査を行った場合には確率的影響が懸念される線量レベルに達し得ることも問題となっています。

線量（ミリシーベルト）

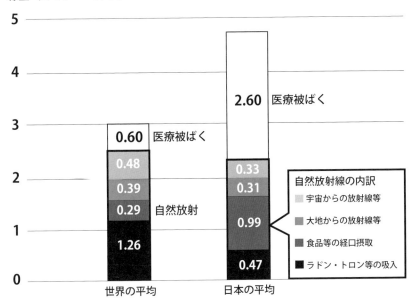

図1　日常生活における年間当たりの被ばく線量の比較

（出典：国連科学委員会 2008 年報告（公財）原子力安全研究協会「生活環境放射線（国民線量の算定）第3版」（2020 年）より作成）

【参考資料】
　放射線による健康影響等に関する統一的な基礎資料 令和3年度版 , p.63, 2021.

（山森 和美）

2.　医療被ばくと放射線防護の3原則

　医療分野に限らず、人為的に放射線を利用する場合には、①被ばくを受ける行為が正当なものであり（正当化）、②十分に被ばくの防護を行い（防護の最適化）、③個人の線量を法令で定められた上限値を超えないようにする（線量限度）という放射線防護の3原則を遵守すべきことを国際放射線防護委員会（ICRP）は提唱しています。

　正当化は、放射線による被ばくの状況を変化させるいかなる行為も、それによりもたらされる利益（メリット）が放射線による損失（リスク）を上回る場合のみ認められるという考え方です（図1）。医療機関で行われる放射線診療については、個々の患者さんごとに適用の判断が行われます。放射線診断の場合には、まず放射線を用いた検査が本当に必要かどうかを判断し、必要であるならば放射線を用いない代替検査はないかなどを検討することになります。

　防護の最適化は、正当化された行為に対して、個人の受ける線量、被ばくを受ける人数、被ばくの可能性について経済的及び社会的要因を考慮に入れ、合理的に達成できる限り低く保たなければならないという考え方で、英語の頭文字（as low as reasonably achievable）から「ALARA（アララ）の原則」と呼ばれています。防護の最適化を担うのは、検査を行う診療放射線技師が中心となりますが、必ずしも被ばくを最小化するということではなく、できるだけ被ばくを少なくするよう努力するということであるため、検査で使用される線量の大小は診療放射線技師個々の技量によるところが大きいと言われています。

　線量限度は、規制された線源によるいかなる個人の被ばく線量も、法令で規定された限度を超えてはいけないという考え方です。

　ここで特筆すべきことは、職業被ばくや公衆被ばくは放射線防護の3原則のひとつである線量限度が法令によって厳しく制限されているのに対し、医療被ばくには線量限度が設けられていないことです。その理由は、医療被ばくに線量限度を適用すると患者さんに必要な放射線診断や放射線治療が行えなくなる状況が発生し、その利益を著しく損なう恐れがあるた

めです。したがって、医療被ばくの低減には正当化と防護の最適化のふた
つの原則が適正に実施されることが重要となります。特に防護の最適化に
ついては、検査の際の使用線量が診療放射線技師の技量に影響されるため、
同じ検査でありながら施設間で患者さんの受ける被ばく線量に大きな差が
あることが報告されています。そのため、胸部Ｘ線撮影のようにどこの
医療機関でも行われている放射線検査については、被ばくの目安となる線
量を決めた方がよいのではないかという議論が行われてきました。

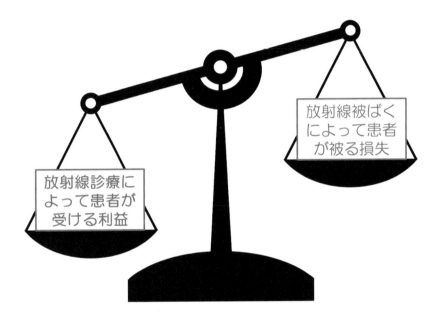

図１　医療被ばくにおける正当化の判断を模式化

放射線防護の原則の１つである正当化は、放射線を使うことによってもたらされる
便益（メリット）が放射線のリスクを上回る場合のみ認められるという原則です。

（山森 和美）

3. 2000年のJART会誌発表

　放射線検査における使用線量の適正化を検討していた日本放射線技師会（JART）は、2000（平成12）年10月発行の会誌第573号に「医療被ばくガイドライン（低減目標値）」を発表しました。このガイドラインは、X線単純撮影検査、X線透視造影検査、X線CT検査のそれぞれについて撮影部位別のわが国の標準的な被ばく線量値を、医療被ばくを低減させるための目標値として初めて示されたものでした。また、放射性医薬品を人体に投与して行われる核医学検査についても、検査項目別にわが国の標準的な薬剤投与時の放射能値を同様に低減目標値として示しています。

　この低減目標値は、実際の検査の平均的な被ばく線量を基準として設定されたもので、これまで比較的高い使用線量で検査を行ってきた施設がその状況を自覚するための目安となる値という意味を持っています。したがって、現存する最新鋭の放射線機器を利用し、考えうる最高の技術を駆使しないと達成できないと言うものではありません。各施設が既に行っている防護の最適化に、もう一歩の工夫や改善を加えることによって全施設が達成可能となる被ばく線量の基準値が提示されたことを意味しています。

　ガイドラインが示されたことにより、各施設では被ばく線量をまず調査し、その被ばく線量が低減目標値を超えていないかを確認することから始めます。自施設の被ばく線量が低減目標値より高ければ、その低減を図ることが必要となります。この場合、被ばく線量を減少させることのみに視点を置くのではなく、放射線診療を受けた際の利益が放射線の被ばくにより蒙る損失を上回る幅を最大にすることを意識する必要があります。一方、自施設の被ばく線量が低減目標値よりも十分低く抑えられている場合でも、診断に提供されている画像の画質などに問題はないか等、臨床的価値の評価を行うことも大切となります。低減目標値より少ない被ばくで検査が行われている場合であっても、問題が内在することを認識することが必要です。重要なことは、各施設の低減目標値に対するこのような取り組みの積み重ねが、同一の検査でありながら施設間で大きな格差が生じてい

る被ばく線量をほぼ一定のレベルに収束させ、最終的にわが国全体の医療被ばくの低減に結び付くことにあります。

「医療被ばくガイドライン（低減目標値）」では、単に医療被ばく低減のための目標値が提示されただけでなく、各施設で必要となる被ばく線量の測定方法についても触れられており、各種線量計を用いた具体的な方法のほか、必要な換算係数などの図表等も付録として掲載されています。また、線量計を保有していない施設でも対応できるよう撮影条件などから入射表面線量が求められる簡易換算式についても紹介しています。さらに、低減目標値との比較の結果、自施設の被ばく線量が高い場合の具体的な対応（線量低減方法）も盛り込まれており、防護の最適化がこのガイドラインですべて完結する構成になっている点も特筆すべきところです。

医療被ばく低減についての議論は従前より関係諸学会において行われていましたが、診療放射線技師の職能団体が具体的な被ばく低減の目標値を示したのは、わが国で初めての試みであり、医療被ばく低減に対する診療放射線技師の果たすべき役割を国民に広く示すとともに、その役割の遂行を傘下の会員に求めるきっかけとなりました。

（山森 和美）

4.　2000 年ガイドラインの目的

　前項で、日本診療放射線技師会（JART）が医療被ばくガイドラインを 2000 年 10 月号の会誌で発表したことを述べました。JART 会誌で発表したのは、全国の診療放射線技師会員に向けてのアピールだったのです。JART では、1974（昭和 49）年 3 月に『X 線検査の被検者防護指針〜国民を無用な X 線から守るために〜』を刊行しています。当時の中村実会長は、「被検者に対する放射線被ばく線量の軽減について、会員は放射線管理を適正にし、国民の被ばく軽減に努めることは、職業人としての一番の責務である」と序文で述べています。

　医療被ばくは最適化が目的で低減が目的ではないという声を聞きますが、国際放射線防護委員会の ICRP 1977 年勧告では、3 つの原則を示しました。

(a) いかなる行為も、その導入が正味でプラスの利益を生むものでなければ、採用してはならない：行為の正当化

(b) すべての被ばくは、経済的および社会的な要因を考慮に入れながら、合理的に達成できるかぎり低く保たなければならない：防護の最適化

(c) 個人に対する線量は、委員会がそれぞれの状況に応じて勧告する限度を超えてはならない：個人の線量限度

　このうち正当化と最適化は，ALARA"as low as reasonably achievable"と同義語でもあります。さらに国際放射線防護委員会（ICRP）では、ICRP Publication 55「放射線防護における最適化と意思決定」を主委員会で採択しました。その 18 項では、防護の最適化の概念の基本的役割は、放射線被ばくの管理に責任のあるすべての人に、" 自分はこれらの放射線量を減らすために合理的に実行できるすべてのことを行ってきただろうか " と絶えず自問するように考えることが最適化の役割であると述べています。

　1994 年、国際原子力機関（IAEA）が、医療被ばくを低減する目的で「電離放射線の防護および線源の安全のための国際基本安全基準」（BSS）を改訂し、"Safty Series No.115" を刊行しました（表 1）。その中で一般撮

影線量、X線CT検査線量、乳房撮影線量、透視線量また放射性医薬品最大投与線量などをガイダンスレベルとして示しました。2000年に、JARTが「医療被ばくガイドラン-患者さんのための医療被ばく低減目標値-」を公表するにあたり、「国民の被ばく軽減に努める」という目的から低減目標値と、以前に刊行した「X線検査の被検者防護指針」からガイドラインの言葉を採用したのです。

表1　典型的なX線診断に対するガイダンスレベル　IAEA（1994年）

診断部位等	方向	入射面の線量（m Gy）
頭部	AP	5
	LAT	3
胸部	PA	0.4
	LAT	1.5
腰椎	AP	10
	LAT	30
腹部	AP	10
骨盤	AP	10
股関節	AP	10

Note

2000年に、「医療被ばくガイドライン」をJART会誌上で会員に対して発表したところ、「多くの施設では被ばく線量を測定していないのに、数値目標を示せば混乱する」との批判がありました。そこで、「国民の被ばく低減に努めることは、職業人としての一番の責務である」との趣旨から『医療被ばくガイドライン・患者さんのための医療被ばく低減目標値・』（日本放射線技師会医療被ばくガイドライン委員会編、医療科学社、2002年）を一般書籍として出版しました。

（諸澄　邦彦）

5.　医療被ばくガイドライン作成の意義

　日本の放射線防護に関係する基本法は、国際放射線防護委員会（ICRP）の勧告を取り入れています。ICRP1990年勧告では、医療被ばく線量に対して特別の制限を設けないが、その線量の低減にはかなりの余地が残されていることを指摘しています。1994年には国際原子力機関（IAEA）が、典型的なX線検査や核医学検査に対してのガイダンスレベルを提案しました。また1996年に世界放射線技師会（ISRRT）が策定した「放射線技師の役割と専門職のための教育基準」を社団法人日本放射線技師会（JART）は採用しました。具体的には「線量の最適化」、つまり医療被ばくの最適化について、その技能と注意によって照射する線量を決定することを、患者の放射線防護に関して重要な立場にある診療放射線技師の役割として示したのです。

　1995年に関東地域の1都8県で、校正された熱ルミネセンス線量計（TLD）を用いて胸部撮影における被ばく線量（入射表面線量）を測定しました。胸部撮影と言っても、男性と女性、また年齢によっても撮影条件は異なり被ばく線量も異なります。そこで、胸の厚さ20cmにおける成人男性の撮影条件のファントム測定を行ったところ、施設によって0.12mGyから1.2mGyまで10倍の差がありました（図1）。

　同一のX線検査であっても医療機関によって患者の受ける被ばく線量が1桁以上異なる実態が明らかになり、被ばく線量をできるだけ適正なものにするために、典型的な放射線診断についてはある程度目安となる線量を決める必要があるのではないでしょうか。そこで、IAEAのガイダンスレベルを参考にして、測定値の小さい施設から多い施設に並べた線量分布を4等分して小さいほうから3番目を第3四分位数とします。この3/4値より多い施設では、撮影条件を見直すことによって線量を低減できないかを検討します。一方、線量分布の小さいほうから1番目の第1四分位数である1/4値より低い施設では、被ばく線量が少ないから良いとするのではなく、診療情報が得られるX線写真を提供しているかを検討する必要があります。この4分の3値（75%）から0.3mGyを胸部撮影にお

ける目標値と決め、日本放射線技師会が「医療被ばくガイドライン（低減目標値）」として 2000 年に全国の診療放射線技師に示したのです。

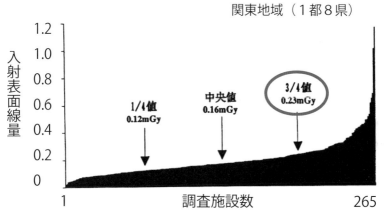

（日本放射線技術学会 関東・東京部会広域研究会測定データより）

図1　胸部Ｘ線撮影の被ばく線量（mGy）

> ## Note
> 医療被ばくガイドラインの設定の考え方は、最新の機器や最高レベルの技術を用いて実現できる最小の被ばく線量を指標としているのではなく、放射線診療上行うべき品質管理により、どの施設でも達成が可能となる線量を示しました。図1で示すように、同じ胸部Ｘ線撮影で、その被ばく線量に数倍から 10 倍の差は何故生じるのでしょうか。不公平な医療被ばくを見直し、適切な医療被ばくを診療放射線技師は検討すべきです。

【参考資料】
　諸澄邦彦．"放射線診療における線量低減目標値の設定"．放射線量適正化のための医療被曝ガイドライン．社団法人日本放射線技師会編．東京，文光堂，2009，p. 2-10.

（諸澄 邦彦）

6.「安心できる放射線診療のために」の開催

　2004年2月10日の「がん3.2% 診断被ばくが原因」の全国紙1面報道の際、本学会では、低線量のX線診断領域の放射線影響について、直線仮説（LNTモデル）を適用することは誤解を生じるとの意見を、本学会ホームページに掲載しました。

　医療は本来安心が保証され、患者さんに安心を与えるものです。しかしながら、全国紙の報道を通して、医療領域で実施される行為（放射線診断）が効果と危険が隣り合わせであることを、患者さんが身近な問題として実感した事例だと思います。医療現場で受ける患者さんからの質問は、白血病を始めとしたがん、遺伝的影響に代表される確率的影響と、不妊や胎児の形態異常等の確定的影響（組織反応）が混在した漠然とした不安です。そのような患者さんの不安に答えるために、われわれ診療放射線技師が医療被ばくに関する事例を整理し、共通認識の構築を目指して、「安心できる放射線診療のために―診療放射線技師の責任と果たすべき役割―」（2004年7月4日）が開催されました。

　1999年9月30日に発生したJCOの臨界事故の時には、職業人の線量限度が50mSvであるのに対し、一般公衆の被ばく線量限度は1mSvと報道された数値で市民の方は混乱し、その数値を超えると「将来、がんになるのでは」との不安から、身体的影響や遺伝的影響についての質問が本学会にも寄せられました。本学会では、全身被ばくを計算する実効線量(mSv)と医療被ばくのような局所被ばくである吸収線量（mGy）の違いと、患者さんの疑問に答えるえるために説明のフローチャートを作成しました（図1）。

　レベル1の50mGy未満の被ばく線量では、ほとんどの組織・臓器において問題となる身体的影響が発生することはありません。レベル2の50 〜 200mGyの線量域において身体的影響が問題となるのは、妊娠初期（受胎後3〜8週）の女性の生殖腺被ばくであること。そして200mGy以上は被ばくレベル3では、線量によっては身体的影響の出現に注意する必要があるとして、説明する診療放射線技師の共通認識が必要だと示しました。

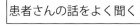
患者さんの話をよく聞く

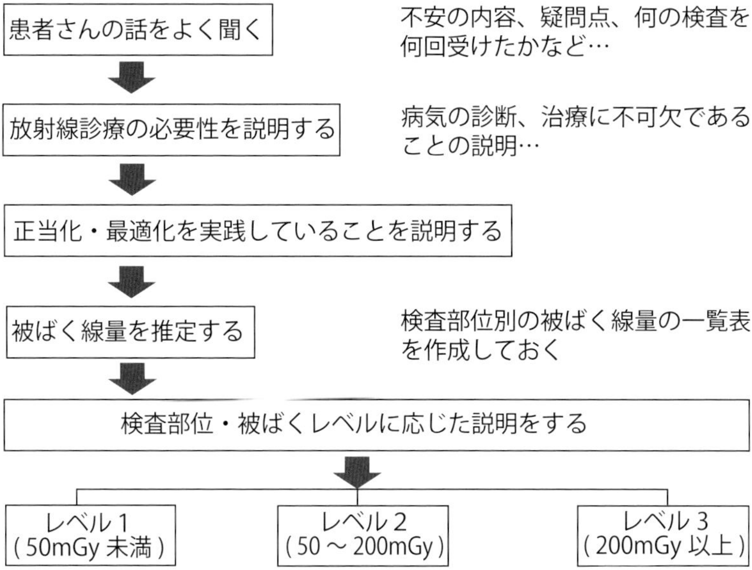

不安の内容、疑問点、何の検査を
何回受けたかなど…

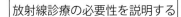
放射線診療の必要性を説明する

病気の診断、治療に不可欠である
ことの説明…

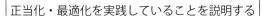
正当化・最適化を実践していることを説明する

被ばく線量を推定する

検査部位別の被ばく線量の一覧表
を作成しておく

検査部位・被ばくレベルに応じた説明をする

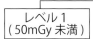
レベル1
(50mGy 未満)

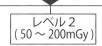
レベル2
(50～200mGy)

レベル3
(200mGy 以上)

図1　説明のフローチャート

Note

放射線検査で件数の多い胸部、腹部撮影の被ばく線量は TLD などの線量計を用いて入射表面線量の実測が可能です。さらに PCXMC (PC program for X-Ray Montecarlo) を用いることによって組織・臓器線量の推計・評価を行うこともできます。医療の質と安全の確保が求められている今日、放射線診療の質と安全の確保は、医療被ばくの品質管理にほかなりません。品質管理には「自責」と「他責」の2面があり、それは「自分たちで解決できる（自責）」と、「自分たちの努力だけでは解決できない課題（他責）」を意味します。医療施設の装置管理を行い、被ばく線量を測定評価することは診療放射線技師の責務といえます。

【参考資料】
　諸澄邦彦，渡邉 浩，笹川泰弘．新聞報道にみる放射線被ばくについて - 職業被ばくと医療被ばく -．日本放射線技師会誌．2004，vol. 51，no. 621，別冊 p. 3-29.

（諸澄 邦彦）

7.　医療被ばく線量には 2 つの意味

「医療被ばく線量」には大きく 2 つの意味があります。1 つは「防護の最適化」のための線量であり、もう 1 つは「患者の放射線影響評価」のための線量です。前者は通常、胸の撮影のような一般撮影では入射表面線量を、CT の場合には CTDIvol や DLP を用います。後者は患者の放射線影響を評価するためのもので、個々の患者について評価する時には組織・臓器線量（Gy）を、また、個々の患者というより国民線量を評価する場合や職業被ばく、医療被ばくではない自然放射線などと比較評価する場合に実効線量（Sv）が用いられます。

IAEA ガイダンスレベルや日本診療放射線技師会（JART）が示したガイドラン値は防護の最適化のための線量です。入射表面線量は、例えば胸部 X 線撮影では背面方向から照射された X 線が最初に人体に到達する位置、すなわち背中表面における照射野中心の位置での線量であり後方散乱も含めた線量です。その値は、最大被ばく位置を示す線量となり、実際の組織・臓器の線量は入射表面線量よりも低い値を示すことになります。この入射表面線量では、肺の被ばく線量、骨髄線量、生殖腺線量など人体各部の組織・臓器線量は分かりません。そのために、図 1 のような人体ファントムを用いて測定します。

通常の胸部 X 線撮影では、X 線が矢印のように入射しますので、そのとき背中の表面に線量計を貼り付けて測定します。右上の図は、熱ルミネセンス線量計の素子（TLD）を示しています。右下に示した人体ファントム断面では碁盤目状の白い点（素子挿入部）に、直径 2mm 長さ 10mm 程度の小さな素子を挿入し、X 線を照射した後に断面部から素子を外して測定します。

もう 1 つの「患者の放射線影響評価」は、エックス線の照射範囲（人体ファントムに示した白線の枠）の肺や骨髄の線量だけでなく、照射野に含まれない（直接 X 線を被ばくしていない）生殖腺（子宮・精巣）の被ばく線量を気にされる方もいます。そのためには，人体ファントムの○で示した断面に TLD を挿入して測定することになります。その場合、X 線が直接

に照射されない散乱線レベルのX線量なので、数百回のX線を照射しなければ正確な数値が得られません。最近はPCXMCなどのソフトウエアを用いて計算されています。

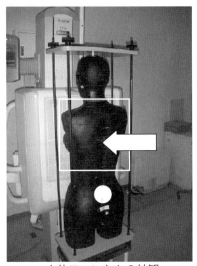

人体ファントムの外観

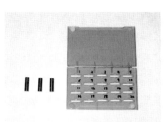

熱ルミネセンス線量計の素子

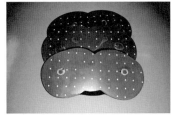

人体ファントムの断層面

図1　臓器被ばく線量の測定に用いるファントム

Note

胸部X線撮影では図に示すようなランドファントムとTLDを用いて被ばく線量を測定することは可能です。しかし胃や注腸のような消化管X線検査では、被検者に体位変換を求めながら透視と撮影を行うので、被ばく線量を把握することは容易ではありません。また、施設や装置（フィルム・CR・FPD）だけでなく検査を行う術者（医師・診療放射線技師）によっても、患者の被ばく線量に差が生じることを認識する必要があります。

【参考資料】
　笹川泰弘，清堂峰明．医療被ばくについてのQ&A No.1-CTの被ばく線量評価について-．日本放射線技師会誌．2006，vol. 531，no. 639，p. 58-60.

（諸澄　邦彦）

8. 医療被ばくを説明する場合の注意点

　2009 年 10 月、脳卒中の診断と治療に使われる perfusion CT imaging における放射線の過剰照射事例を米国食品医薬品局（FDA）が発表しました。これは、ある特定の医療機関で 206 人の患者さんが通常の 8 倍にあたる線量を受けたもので、過剰照射の程度と影響を受けた患者さんの衝撃は無視できないものでした。FDA は CT 検査を行う全ての医療機関に対して、CT プロトコルの再調査およびコントロールパネルの CTDIvol と DLP の線量指示値に注意することを奨励しました。

　日本診療放射線技師会（JART）では、「医療被ばくガイドラン 2006」の実践状況の確認と放射線量の妥当性を検証するために Web を利用して調査を行いました。アンケート調査から、撮影条件が明確な 191 装置について、線量計算ソフト ImPACT を用いて CTDIvol を計算したところ、最小値 15.8mGy、最大値 369mGy の結果でした。図中、線量の多い右側の 3 施設は、脳神経外科専門病院で、perfusion CT imaging をルーチンに実施していました。

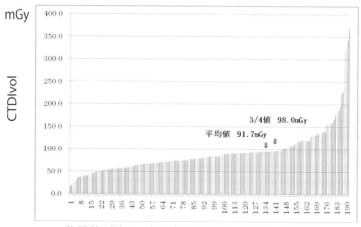

施設数（線量の低い施設から多い施設に並べた）

図1　頭部CT撮影条件よりImPACTを用いて算出したCTDIvol(mGy)
　　　の分布（191 装置のデータを線量が少ない順に配列した）

Note

X線CT線量計算ソフトImPACTと英国放射線防護庁（NRPB）のデータセットを使用して計算した頭部CT検査における組織臓器線量と実効線量結果を表1に示します。全身被ばくの指標としての実効線量は、ICRPが勧告している組織加重係数は体幹部で大きく、頭部CT検査による主な被ばく部位は頭部に限定されるため、患者からの被ばく相談には放射線検査における組織・臓器の被ばく評価は重要です。

表1　頭部CT検査における組織・臓器線量と実効線量

臓器・器官	線量単位	頭部	聴器	副鼻腔	眼窩	Perfusion CT	3D-CT（脳血管）
脳	組織臓器線量（mGy）	47.00	11.00	23.00	38.00	100.00	51.00
甲状腺		1.97	2.40	3.80	1.20	2.40	4.10
食道		0.07	0.10	0.16	0.05	0.06	0.12
赤色骨髄		2.90	1.60	2.40	2.00	4.90	3.60
実効線量	mSv	1.80	0.69	1,20	1.40	3.70	2.20

　X線CT検査による被ばく線量を個別に実測することは不可能です。日常使用している標準的な撮影条件における組織・臓器における被ばく線量を把握しておくことは必要です。

【参考資料】
　諸澄邦彦，岡本吉生，松崎 安. 医療安全対策の事例解説 No.12 CTにおける過剰照射事例（FDAの通知から）. 日本放射線技師会雑誌. 2009, vol. 56, no. 606. p. 12-15.

（諸澄 邦彦）

9. 医療被ばくガイドライン 2006 公表後の活動報告

9-1. 線量推計法

医療被ばくガイドライン 2006（以下ガイドラインと略す）公表後の各施設の活動としては、まずはこのガイドラインにおいて規定された測定法あるいは測定法の代用でもある線量推計法、さらには装置の表示値などのデータを用いて標準的な体型の患者さんにおける様々な撮影部位に対する各施設の撮影条件から、ガイドラインと比較するための線量を把握することでした。こうして得られた線量は、ガイドラインと比較し超過をしているようであれば被ばく線量を少なくする努力をし、過少であれば臨床から要求されている画質が担保できていないのではないかといった視点を持ち撮影条件の見直しを実施するための材料となりました。こういった検討の積み重ねが、皆さんの検査における被ばく線量の最適化、即ち医療被ばく低減への道に繋がるものとなりました。

当学会においては普及・啓発の立場にて、主に基本となる測定法による評価を行うことのできないケースに対する線量推計法と、装置の表示値を用いて評価を行う方法を解説してきました。実のところ測定法では線量測定を行うための機材準備の費用面での困難性などから線量測定を実施することのできる施設は限られてしまいますが、線量推計法であれば一般的なPC 上で動作をするソフトウエアを用いた計算ツールを用いるため、誰にでも安価に評価が可能となり、より多くの施設での評価を期待することができ、放射線安全管理の更なる普及につながります。装置の表示値を用いる方法も既存装置を使用した評価法であることから線量推計法と同様のことが言えます。

線量推計法に使用するソフトウエアには放射線検査の種類に対応した様々な製品が使用されています。図１に一般撮影分野に用いられる線量推計ソフトウエアの一つである PCXMC の操作画面を示します。線量推計法では、評価を行いたい検査についてその撮影条件をソフトウエアに入力し、実際を模した照射範囲を調整するなどして計算を行います。しかし、

ただ単に撮影条件等（数値）を入力すれば良いというものではありません。なるべく精度の高い評価を行うためには装置の精度管理やソフトウエア上でのより細かな検査場面の再現設定などが求められます。

　また、一般撮影分野に用いられる代表的な線量推計ソフトウエアのひとつである EPD については、「第 3 章 5-1 一般撮影の線量推計」にて紹介しています。

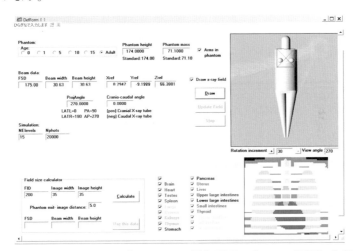

線量推計ソフトウエア（PCXMC）の操作画面です。この画面にあるように撮影条件などの様々なパラメータや、照射範囲などを入力し計算を行います。計算にあたってはできるだけ実際に近い形に再現することがポイントです。

図 1　PCXMC 操作画面

Note：線量推計ソフトウエアの紹介

● 一般撮影・透視・IVR：PCXMC（STUK）、EPD（公益社団法人　茨城県診療放射線技師会）、Sdec_V17（エスエス技研株式会社）VirtualDoseIR（Virtual Phantom 社）等

● X 線 CT：ImPACT（ImPACT チーム）、CT-Expo（SASCRAD 社）、WAZA-ARIv2（国立研究開発法人放射線医学総合研究所など）等

（佐藤 洋一）

9. 医療被ばくガイドライン 2006 公表後の活動報告

9-2. 装置表示を用いる方法

装置の表示値を用いる方法は文字通り装置に表示される数値で評価を行うものです。図 1 は X 線 CT におけるある検査の線量表示の一例となります。検査に対するスキャン範囲などの情報とともにガイドラインとの評価に必要な指標である CTDIvol や DLP が表示されているとことが分かります。

Dose Report

Series	Type	Scan Range (mm)	CTDIvol (mGy)	DLP (mGy-cm)	Phantom cm
1	Scout	S150.000-I150.000	0.07	2.08	Body 32
2	Helical	I150.000-S145.000	62.27	1942.33	Head 16
			Total Exam DLP:	1944.41	

X線CTにおける線量表示の一例です。左端にSeries1, 2があります。Series1 の Scout は計画画像であるためそれに続く線量指標である CTDIvol や DLP が少ないことが分かります。これに対して、Series2 の Helical は本番の検査にあたるため Series1 よりも CTDIvol や DLP が多い数値となっています。CTDIvol と DLP では数値に大きな違いがありますが、DLP は CTDIvol に撮影範囲成分（cm）を乗じた指標となるためです。

図 1　装置の線量表示の一例

医療被ばくガイドライン 2006 では線量推計による評価方法や装置表示を用いる方法も線量把握の手段として加えられ、より多くの施設で簡便に比較検討ができる環境が作られ被ばく線量の低減活動が進められました。図 2 に医療被ばくガイドライン 2006 との比較検討を行った例（一部）を示します。しかしながら、後にこの医療被ばくガイドライン 2006 を発展する形で、より広範な団体が関連し策定された DRLs2015・2020 と比べると、対象装置や対象検査が限られていました。

部位	平均乳腺線量(mGy)	
	当院	ガイドライン値
CC	0.97	2

部位	核種	平均投与放射能量(MBq)	
		当院	ガイドライン値
脳血流	Tc-ECD	755.7	800
甲状腺 Up Take	ヨードカプセル	4.3	10
副甲状腺	Tl-201	74.0	120
副甲状腺	Tc-99m	111.0	300
肺血流	Tc-MAA	370.0	300
心筋	Tl-201	178.6	180
心筋	I123-BMIPP	111.0	130
心筋	I123-MIBG	111.0	130
メッケル憩室	Tc-99m	370.0	500
レノグラム	Tc-MAG3	377.8	400
副腎皮質	アドステロール	10.0	40
RIアンギオ	Tc-HAS-D	932.0	950
ベノグラフィー	Tc-MAA	370.0	450
骨	Tc-HMDP	740.0	950
Ga	Ga-67	58.2	190

医療被ばくガイドライン 2006 と施設の線量を比較したもの
です。上の表はマンモグラフィ、下の表は核医学（一部）です。

図2　医療被ばくガイドライン 2006 との比較データの一例

Note：撮影条件とその記録

一般撮影やX線CT、また血管造影などX線を照射し、検査を行います。エックス線は電気的に発生させており、このX線をどのくらいの強さ（電圧）・量（電流）・時間・距離にて人体に照射をしたのかという設定のことを撮影条件といいます。

診療放射線技師法第28条にて照射録の作成義務を、そして診療放射線技師法施行規則第16条にて記載事項を規定しています。また、近年では医療法施行規則第1条の11第2項第3号の2においても放射線診療を受ける者の当該放射線による被ばく線量の管理及び記録その他の診療用放射線の安全利用のための方策の実施が求められ、線量記録については当該診療の受ける患者の被ばく線量を適切に検証できる様式にて行うことと規定されるなど、その重要性が増しています。

（佐藤　洋一）

コラム 医療における放射線防護の基準はどのように決められているか

　国際放射線防護委員会（ICRP）は、科学的データに基づいて医療分野を含めた放射線防護に関する勧告を行う民間の国際学術組織ですが、その勧告を策定する上で一番重要視しているデータが、原子放射線の影響に関する国連科学委員会（UNSCEAR）が収集評価した科学的な報告です。一方、国際原子力機関（IAEA）は、国際放射線防護委員会による勧告の内容を基にして、世界保健機関（WHO）などの医療や健康に関係する機関と協力し、加盟各国に国際基本安全基準（BSS）と呼ばれる国際的な放射線防護の基準を提示しています。

　わが国においても、これらの枠組みによって出された勧告や基準を尊重し、放射線審議会で審議のうえ、日本の放射線関連法令へ取入れを行っています（図1）。

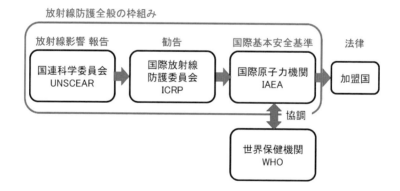

図1　医療放射線防護の国際的枠組み

（厚生労働省 第4回医療放射線の適正管理に関する検討会（2018年）資料1ページ6を一部改変）

（山森 和美）

コラム　医療被ばくによる身体への影響について

　医療被ばくによる身体への影響としては、「確定的影響（組織反応）」と「確率的影響」があります（図2）。確定的影響（組織反応）は、人体の局所に大量の放射線を受けることで細胞死が起こり、組織や臓器の機能喪失や形態異常が起こる影響です。被ばくした線量と影響の現れる頻度との関係を見ると、この影響にはしきい線量が存在し、その線量を超えると影響が出現する特徴を持っています。画像下治療（IVR）では、治療部位の入射皮膚面に線量が集中するため、そのしきい線量を超える被ばくを受けた場合には脱毛や皮膚障害が起こります。

　一方、確率的影響は、放射線を受けた細胞の突然変異によって起こる発がんがあげられます。しきい線量は存在せず、線量に依存して影響は現れると仮定する考え方が採られています。一般的な放射線検査では、疫学的に確率的影響が懸念される実効線量 100 ミリシーベルトを超える検査は稀ですが、X 線 CT 検査や核医学検査を短期間に繰り返して行った場合には 100 ミリシーベルトを超える可能性もあります。

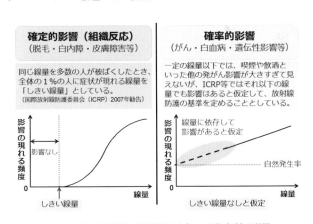

図2　確定的影響（組織反応）と確率的影響

（出典：「放射線による健康影響等に関する統一的な基礎資料 令和3年度版」）

（山森 和美）

23

第 2 章

診断参考レベル

1. 診断参考レベルの公表

わが国で初めて診断参考レベル（Diagnostic Reference Level：DRL）が設定され、2015年6月7日に「診断参考レベル（DRLs 2015）」として公表されました。日本診療放射線技師会（JART）も含めた医療放射線に関連した11団体が、医療被ばく研究情報ネットワーク（Japan Network for Research and Information on Medical Exposure：J-RIME）の協働の下、日本画像医療システム工業会、放射線医学総合研究所の協力を得て、オールジャパンの体制で、国内実態調査に基づいて、CT・一般撮影・マンモグラフィ・口内法X線撮影・IVR・核医学の6つのモダリティについてDRLを作成し、参加団体それぞれの承認を経た上で公表されたのです。

放射線管理における量的基準では「限度」や「レベル」が用いられます。「線量限度」は法的に定められ、その値を超えることは許されません。一方、意図的な被ばくによる損失と引き換えに利益を得る医療被ばくに線量限度は馴染まないためDRLを用いて管理するよう推奨されています。簡潔に言えば、DRLとは、医療において放射線を用いて診断を行う際、必要以上に高い線量を用いていないかを、医療機関が自ら確認するための目安の値であると考えられます。医療機関では、自施設の診療用放射線の線量がDRLを超えた場合には、医療被ばくによる損失と利益のバランスを損ねない範囲で線量を減らす方法を検討することが求められています。今まで、リスクは便益に比べて無視できるほど小さいという感覚に慣れてきた医療関係者は、病気の診断に必要な放射線検査かと改めて問い直し（正当化）、適切な放射線量で検査を行うため検査内容を考慮し（最適化）、その検査の結果についての説明責任を果たす時期にきています。

その後、J-RIMEより「日本の診断参考レベル(2020年版)」（DRLs2020）が2020年7月3日に発表されました。国際放射線防護委員会(ICRP)では、診断参考レベルを包括的に論じたPublication 135を2017年に発表しており、DRLs2020でも随所に、その概念が取り入れられています。DRL値やDRL量、また入射空気カーマなど、DRLs2015では採用されていなかった概念が取り入れられているため、「DRLの設定に用いたDRL量およ

び関連用語」も確認する必要があります。

表1　X線撮影における診断参考レベル（抜粋）

撮影部位 （撮影方向）	DRLs2020	DRLs2015	JART 2006 ガイドライン	IAEA 1994 ガイダンスレベル
頭　部（正面）	2.5	3.0	3	5
頸椎（正側面）	0.8	0.9	0.9	―
胸　椎（正面）	3.0	3.0	4	7
胸部正面	0.3	0.3	0.3	0.4
小児胸部（5歳）	0.2	0.2	0.2	―
腹部正面（臥位）	2.5	3.0	3	10
腰　椎（正面）	3.5	4.0	5	10
骨　盤（正面）	2.5	3.0	3	10

（mGy）

【参考資料】
・細野眞. 診断参考レベルの国内導入. 日本診療放射線技師会誌. 2016, vol. 63, no. 762, p. 403-405.
・日本診療放射線技師会医療被ばく安全管理委員会. 日本の診断参考レベル（2020年版）の概要と運用上の注意点. 日本診療放射線技師会雑誌. 2020, vol. 67, no. 816, p. 1057-1063.
・"日本の診断参考レベル（2020年版）（修正版）". J-RIME. http://www.radher.jp/J-RIME/report/JapanDRL2020_jp.pdf.
・"DRLの設定に用いたDRL量および関連用語". J-RIME. http://www.radher.jp/J-RIME/report/DRL2020_Addendum.pdf.

（諸澄 邦彦）

2. 診断参考レベル運用上の注意点

　診断参考レベル（DRL）として設定された DRL 値の数値の根拠は、多くの医療機関から集められたアンケート調査の結果から 75 パーセンタイル値（すべての線量値を小さいほうから順に並べ、小さいほうから 75％の位置にある値）として設定されています。そのため医療機関に設置されている放射線検査機器の最適な線量を示しているわけではありません。そして、線量限度のような法的拘束力もありません。あくまでも日本国内において、他の施設と比較した自施設の線量を把握するためのもので、医療被ばくの最適化に利用できる方法の 1 つです。

　DRL の運用についてもっとも懸念されるのが、DRL と線量限度の混同です。DRL を線量限度と誤解して DRL 以上の線量を禁止すると、体格が大きな患者さんでは画質が不十分になり、情報不足や誤診の原因になるおそれがあります。体格が大きいほど必要な線量は増えるので、大きな患者さんの適正線量が DRL を超えてもおかしいことではありません。

　逆に、DRL を目標値と誤解すると、体格が小さな患者さんに対して過剰な線量を用いるおそれがあります。DRL は標準的な体格の患者さんにおいて設定されているので、小さな患者さんで多めの線量になる懸念があります。DRL は、特定の画像診断の手法における患者さんの線量が著しく高いか低いかを判断するための指標に過ぎません。

　医療機関で DRL を運用するときの注意点としては、以下の 3 点があります。

　　1）DRL は、各施設が検査で実際に用いている線量と比較するためのものなので、容易に測定可能な量を使います。通常は、空気中の吸収線量、あるいは単純な人体模型や代表的な患者さんの表面における吸収線量です。

　　2）DRL は標準体型の患者さんに対して設定された値であるため、患者さんが被ばくする線量そのものではありません。

　　3）DRL 以下の被ばく線量であるから最適化された放射線診療であるとか、DRL より多い線量であるから最適化されていないなど、DRL の

数値と比較した放射線診療の優劣と判断しない注意が必要です。しかし、必要以上に良い画質を要求していたり、逆に必要とされる画質が確保されていなかったりした場合は改善の余地があります。

Note

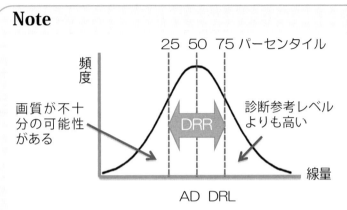

（J-RIME 診断参考レベル説明用共通資料 _2015.12.21 作成より抜粋引用）

図1　診断参考レベルとその他の概念

●**診断参考レベル（Diagnostic reference levels ; DRLs）**
・線量分布の 75 パーセンタイルの値（通常）に基づいて設定
●**線量低減目標値**
・線量分布の 50 パーセンタイルの値に基づいて設定
・日本診療放射線技師会の医療被ばくガイドライン 2006 で提唱
●**達成可能線量（Achievable Dose ; AD）**
・米国放射線防護審議会（NCRP）が提唱
●**診断参考レンジ（Diagnostic Reference Range ; DRR）**
・診断的価値のある高画質が得られない可能性も考慮し、上方値・下方値の双方を設定する考え方

【参考資料】
赤羽正章．J-RIME における DRL への取り組み．INNERVISION．2015，vol.30．no.7．p. 28-30.

（諸澄 邦彦）

3.　医療被ばくの正当化

　わが国は、X線CTの多列化やPET/CTなど複合的診療の増加などにより、医療被ばくが増加傾向にある一方、医療被ばくの正当化を判断するシステムが確立していません。国際放射線防護委員会（ICRP）では、正当化を次の3つに階層化しています（ICRP Publication 105）。

・レベル1：医療に放射線を利用すること自体の正当化
・レベル2：あるパターンの症状を示す患者さんに一定の医療行為を適用することの正当化
・レベル3：個別の患者さんに特定の医療行為を適用することの正当化

　このうち、レベル2の一般原則を具現化した「臨床イメージングの照会ガイドライン」は、正当化のための必須のツールと考えられています。

　2012年に英国王立放射線科専門医会ではReferral guidelinesを公表し、J-RIMEが監修した翻訳版の表紙を図1に示します。2014年にIAEAとWHOの共同声明「医療放射線防護についての行動要請（Bonn Call for Action）」でも照会ガイドラインを用いることを強く推奨しています。

　2014年に、J-RIMEで監修した翻訳版「臨床放射線の最適利用のために」の序文では、「放射線防護における行為の正当化については、これまでのところ概念規定のレベルにとどまっていますが、近年、医療被ばくに関しては具体的なアプローチが打ち出されています。その一つがReferral guidelineと呼ばれる患者さんの症状ごとに検査の適用を評価する一般原則です。」と述べられています。「診断参考レベル」が最適化のマイルストーンであるなら

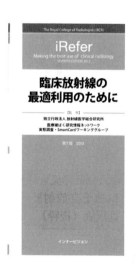

図1　Referral guidelines を J-RIME が監修した翻訳版（インナービジョン）

ば、次の目標は「臨床イメージングの照会ガイドライン」の検討と策定であるべきと考えます。

Note

国際放射線防護委員会（ICRP）によれば、医療被ばくの正当化は、放射線診療従事者個人被ばくを考慮の上、患者さんに害よりも便益を多く与えるかどうかの判断になります。正当化の判断は、言葉にすれば簡潔な表現ではありますが、厳密に行うことは困難で、医療現場では経験に基づく判断がなされています。そのため、患者さんの症状に対する手法の選択肢が簡潔に記載されている Referral guideline の活用は、具体的なアプローチの一つです。

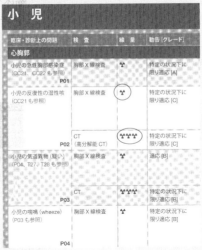

図2 J-RIME の実態調査 WG・SmartCard WG が合同で監修した、英国王立放射線専門医会の Referral guidelines（2012 年）翻訳版（抜粋）

【参考資料】
　神田玲子，奥田保男，赤羽恵一．医療被ばく研究情報ネットワーク（J-RIME）におけるオールジャパンでの基盤整備．INNERVISION. 2016，vol. 31, no. 12, p. 55-57.

（諸澄 邦彦）

4.　DRLs2020 公表後の活動報告

　DRL は定期的に更新されます。更新するたびに最適化が行なわれるため更新時には以前より低い線量になる傾向があります。そのため 2020 年に発表された DRLs2020 では 2015 年の DRLs2015 より低い線量になった検査がいくつかありました。当院でもいくつかの検査で最適化を検討することとなりました。

　まず透視検査や血管造影では記録する高画質の「撮影」は手を加えず検査における被ばくの大部分を占め確認するのみの「透視」の設定を見直しました。

　現在の透視装置は X 線を出し続けるのではなくコマ送りのように断続的な X 線を出し動画にしています。コマ数を少なくすれば被ばくは減りますが少なすぎるとカクカクした動画になります。診療によって被ばくが多くなっても滑らかな動画が必要な場合とカクカクした動画でも十分な場合がありました。そのため各科の医師と相談しながら検査ごとに最適化を行いました。

　また CT の頭部撮影では撮影方法の見直しと撮影範囲の指摘を行いました。最適化を行った装置は他の装置に比べて被ばく線量が高くなる傾向がありました。特に頭部撮影での被ばくは線量自動調整機能（CT-AEC）を使っていなかったこともあり CTDIvol（CT 撮影範囲 1 cm 当たりの被ばく量）が 85 m Gy と他の装置の約 1.3 倍と群を抜いておりました。線量自動調整機能とは体格に合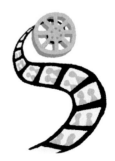わせ最適な被ばく量で撮影できる機能です。便利な機能ですが静止できなかったり搬送用のバックボードなどがあると正確に調整できない場合があります。救急が多い部署だったためか当時は頭部撮影に使われていませんでした。しかし自動調整を使えば 20mGy 近い低減効果があるため、十分検討し自動調整機能を使うことになりました。検討よりも周知活動、許可に時間がかかったと思います。また、撮影範囲について集計したところ他

のCT室と比べ撮影範囲が広いことが分かりました。CT撮影では広く撮るほど被ばく量は増えます。原因としては夜勤でCTに慣れていない技師が範囲を広めに撮影した、または患者さんの体位がうまく合わせられず範囲が広くなったことなどが考えられました。それは避けることができた事例なのか、状況により仕方がなかったかについては分かりません。そのため特定のCT室で撮影範囲が広かったという事実と最適な位置合わせについて広報し、適正な撮影範囲を保つよう促しました。結局、2年後にそのCT装置は買い換えられました。新しい装置は被ばくを低くできるように作られていたので全体的な低減ができました。労力を考えれば何もせず買い替えを待てばよかったのかもしれません。しかし買い替えまでの2年間は患者さんへの被ばく低減に貢献できたのではないでしょうか。必要なのは適切な被ばくについて常に考えることだと思います。

コラム DRLには継続教育が必要

　DRLは線量管理だけでなく、その意味についても継続教育の必要性を感じることがあります。一例として小児腹部CT検査での事例を紹介します。腹部CTは一定の画質にするため線量自動調整を使用するのですが撮影を行っていた技師がその設定をいじり始めました。よく見ると自動調整の設定を変更し被ばく量がDRL以下に収まるようにしていたのです。すぐに操作を止めました。本人は患者さんの被ばく量がDRLを超えてはいけないと考えていたようです。DRLは施設における標準体型の患者さんの平均値か中央値と比較するツールです。それに線量自動調整の設定を個人個人で調整しては画質が一定になりません。各職員におけるDRLの理解度について認識が不十分だったかもしれません。医療被ばく管理は施設として管理と最適化が行われていればいいわけではなく、それを扱う職員への啓発、特に放射線機器を扱う診療放射線技師には継続的な啓発が必要だと感じました。

（福住　徹）

コラム　防護の最適化における診療放射線技師の責任

　医療被ばくにおいて防護の最適化を担う診療放射線技師に関しては、その果たすべき役割や責任について様々な刊行物で明示されています。

　1993（平成5）年、世界放射線技師会から刊行された『Role of the Medical Radiation Technologist（診療放射線技師の役割）』は、メンバー国の日本放射線技師会にてわが国に取り入れ、診療放射線技師がこれを実践しなければならないことを1996（平成8）年の第53回定期総会で採択しました。この『診療放射線技師の役割』の中には、防護の最適化で果たすべき診療放射線技師の役割について随所に明示されています。第2項「放射線技師の責任」の中では、線量の適正化について診療放射線技師は患者さんの放射線防護に関して重要な立場にあり、その技能と裁量によって照射する使用線量を決定しなければならないとしています。また、そのために診療放射線技師は、①放射線使用に関するあらゆる法律や法規、規則、勧告を理解し、それらを患者さんに対する検査や治療に適用することができること、②放射線を利用した結果生じる身体的な危険性を理解し、患者さんからの質問に対しては適切な用語で説明できること、③最新の知識や技術を取り入れて放射線を管理すること、④放射線防護の責任者として、防護の最適化の態勢を整えること等ができなければならないとしています。

　一方、ICRP勧告にも同様のことが示されています。Publication33『医学において使用される体外線源からの電離放射線に対する防護』では、なにびとも十分な技術上の能力がなければ、X線装置を操作してはならないし、また電離放射線の物理的性質と有害な影響に関する十分な知識なしに放射線医学的処置を実行してはならないとしています。

（山森 和美）

コラム　医療被ばく低減のために果たす診療放射線技師の役割

　原子力分野をはじめ放射線や放射性同位元素を利用する多くの産業分野は、莫大な費用とマンパワーを掛けて、公衆に対して放射線の漏えいや放射性同位元素の拡散などが起きることのないよう努力を積み重ねています。これに対して、医療分野では検査として、同じ放射線を人体に照射したり、放射性同位元素で標識した放射性医薬品を人体に投与したりするという矛盾する行為が行われています。その理由は、放射線診療によって患者さんが得る利益が、被ばくによって被る損失よりも極めて大きいと判断されているためですが、さらにその前提となるのは診療放射線技師という国家資格を持つ者であれば誰もが放射線防護に対する意識が高く、常に医療被ばくの低減に努めていることを患者さんや国民が信じてくれているからこそ、このような行為が認められていると言えるでしょう。

　医療分野における放射線や放射性同位元素の利用は、長年にわたり人類に多大な恩恵を与え、革新的な進歩をもたらしました。しかし、放射線診断で用いられる線量レベル、いわゆる低線量放射線による健康影響のリスクに関しては未だ明確な結論が出されていません。超音波検査やMRI検査等の放射線を使わない画像検査も広く普及しつつありますが、電離放射線を利用した検査は画像診断のうえで中心的な存在となっており、今後もこの傾向は続くことが予想されます。放射線や放射性同位元素による健康影響をよく知る者として、診療放射線技師が医療被ばくに対する認識をより深め、被ばく低減のための知識と技術をさらに駆使して行くことが必要とされています。

（山森 和美）

第3章
医療被ばく低減施設認定

1. 医療被ばく低減施設の紹介

1-1. 医療機関の認定

　病院などの医療機関にはその施設の特徴を示す様々な承認や認定があります。例えば、特定機能病院は厚生労働大臣が、地域医療支援病院は都道府県知事が病院の機能に応じて承認しています。公的機関からの承認だけでなく、様々な団体がその専門性を生かし、病院の機能や取り組みなどを評価し認定を行っています。このあと紹介する医療被ばく低減施設は公益社団法人日本診療放射線技師会が認定を行っています。その他では、公益財団法人日本医療機能評価機構が認定を行っている病院機能評価や、一般財団法人日本医療教育財団が行っている外国人患者受入れ医療機関認証など他にも多数あります。認定を行う機関は国内だけとは限らず、例えばJCI（Joint Commission International）は米国の非営利団体が認定を行っています。

　認定の方法は様々ですが、基本的に共通することとして認定を得るためには審査があります。審査の方法も団体ごとに様々ですが、書類審査や訪問審査、有資格者の配属などが一般的です。そして審査により一定の基準を満たしていると判断された場合に認定されます。認定期間は基本的に数年で、その都度更新が必要です。認定のための申請は通常医療機関側が行います。つまりその医療機関が自信を持って対応している取り組みが取得した認定に表れていると言えます。医療機関が取得している認定の種類は、病院のホームページやパンフレット、受付などに掲示されていることが多いようです。認定の名前を聞いただけでは判りづらいものもあります。そのような時はその認定を行っている団体のホームページなどを確認すると、どのような認定かわかるかもしれません。受診の際に、病院の診療科や機能だけでなく、その医療機関が取得している認定を調べることは大切と言えます。

表1　医療機関を対象とした認定の一例

認定	団体	審査内容	認定施設公開
医療被ばく低減施設	日本診療放射線技師会	患者被ばく・職員被ばく	ホームページ 1)
病院機能評価	日本医療機能評価機構	病院全体の質改善活動	ホームページ 2)
外国人患者受入れ医療機関認証	日本医療教育財団	外国人の受入れ体制	ホームページ 3)
JCI 認定	Joint Commission International	信頼性の高いケアの提供患者の安全を達成	ホームページ 4)

【参考資料】
1) 公益社団法人日本診療放射線技師会：全国の医療被ばく低減施設一覧
http://www2.jart.jp/activity/teigenshisetu_ichiran.html（アクセス日：2023 年 5 月 7 日）

2) 公益財団法人日本医療機能評価機構：病院機能評価結果の情報提供
https://www.report.jcqhc.or.jp/　（アクセス日：2023 年 5 月 7 日）

3) 一般財団法人日本医療教育財団：外国人患者受入れ医療機関認証医療機関検索
http://jmip.jme.or.jp/search.php　（アクセス日：2023 年 5 月 7 日）

4) Joint Commission International：Search for JCI-Accredited Organizations
https://www.jointcommissioninternational.org/who-we-are/accredited-organizations/（アクセス日：2023 年 5 月 7 日）

（川﨑 英生）

1. 医療被ばく低減施設の紹介
1-2. 医療従事者の認定

　病院では様々な病気に適切に対応するため、多くの診療科があります。同様に、一つ一つの医療行為に対しても高い専門性が求められ、且つ安全性や確実性などが求められます。それ故に、日本国内だけでも多くの病気や医療行為に関連する学会があり、それぞれの学会が専門性を生かし認定を行うことで患者さんの安心安全な医療提供への貢献を行っています。学会の認定は、専門医や専門看護師、専門技師など個人に対して認定を行うことが多いです。こちらも認定を得るためには審査があり、症例件数や経験年数、講義、テストなどが一般的です。そして、施設認定と同様に学会の認定資格にも期限があり指定の期限ごとに更新が必要です。

　画像下治療（Interventional Radiology: IVR）を例にとってみましょう。IVR は治療を行う医師の専門性により、頭頚部血管、胸部心臓血管、腹部血管などに分類することができます。そして、医師以外にも、看護師、診療放射線技師、臨床工学技士など多職種の協働で治療が行われます。学会では各種役割における専門性が確保できるように、それぞれに認定制度があります（表1）。

　医療機関によっては認定資格や人数などが公開されていることがあります。また学会のホームページには認定者の所属や氏名が公開されている資格もあります。これらの情報も受診の際に参考になるのではないでしょうか。また、専門医や認定資格者の配属は先に紹介した施設の認定においても必須事項となることや、審査において推奨される場合があります。例えば医療被ばく低減施設では、日本診療放射線技師会が認定を行っている放射線管理士と放射線機器管理士という認定資格所持者がいないと審査を受けることができません。

表1 IVRにおける認定制度の一部

対象	認定	団体	認定者公開
医師	インターベンショナルラジオロジー専門医	日本インターベンショナルラジオロジー学会	ホームページ 1)
医師	日本脳神経血管内治療学会専門医	日本脳神経血管内治療学会	ホームページ 2)
医師	日本心血管インターベンション治療学会専門医	日本心血管インターベンション治療学会	ホームページ 3)
診療放射線技師	日本血管撮影・インターベンション専門診療放射線技師	日本血管撮影・インターベンション専門診療放射線技師認定機構	ホームページ 4)
臨床工学技士臨床検査技師	心血管インターベンション技師制度	日本心血管インターベンション治療学会	なし
看護師	インターベンションエキスパートナース 6)	日本インターベンショナルラジオロジー学会日本心血管インターベンション治療学会	なし

【参考資料】

1) 一般社団法人日本インターベンショナルラジオロジー学会：専門医認定者一覧
   https://www.jsir.or.jp/about/senmonitiran/ （アクセス日：2023年5月7日）
2) 特定非営利活動法人日本脳神経血管内治療学会：専門医名簿
   http://jsnet.website/documents.php?id=42 （アクセス日：2023年5月7日）
3) 一般社団法人日本心血管インターベンション治療学会：専門医一覧
   https://www.cvit.jp/list_doctor-facility/expert.html （アクセス日：2023年5月7日）
4) 一般社団法人日本血管撮影・インターベンション専門診療放射線技師認定機構：認定者名簿
   http://ivr-rt.kenkyuukai.jp/special/?id=18194 （アクセス日：2023年5月7日）

（川﨑 英生）

1. 医療被ばく低減施設の紹介

1-3. 医療被ばく低減施設認定

　医療被ばく低減施設は公益社団法人日本診療放射線技師会が認定を行っている施設認定です。わが国において、第三者が放射線診療に特化して審査を行う医療機関の認定制度は、医療被ばく低減施設認定の他にはありません。医療被ばく低減施設認定制度について、日本診療放射線技師会のホームページでは、「安心できる放射線診療」を国民の皆さまへ提供するための事業と記載されています。ここで医療機関の安心できる放射線診療について考えてみます。

　放射線というのは一般的には余り接することのない非日常的なものです。特に日本では、原子爆弾や原子力発電所事故の影響で極めて怖いものというイメージがあります。しかし病院では放射線を利用し様々な医療行為を行っています。代表的なものは、X線検査やCT検査などの画像診断検査です。普段身近でないものが、病院では極めて身近に存在しています。そのため多くの患者さんは放射線を利用する医療行為に対して不安を抱えています。放射線による医療を提供する医療機関や医療従事者はその不安の解消に努めるという責務があります。診療放射線技師は患者さんに直接放射線を照射することを業務としています。放射線を人体に照射する医療行為は、医師、歯科医師と診療放射線技師にのみ法律で認められており、その他どの職種も行うことができません。よって診療放射線技師は放射線診療の実務を直接担っており、その業務に対して最適化を行う職責があります。

　医療被ばく低減施設認定は、医療機関の放射線診療における最適化や適切な管理などについて、実務を直接担っている専門職である診療放射線技師が審査を行うことが特徴です。そのため医療被ばく低減施設の認定では、放射線診療に特化した様々な審査項目があります（表1）。

表 1 医療被ばく低減施設認定の審査項目の一部

審査項目	審査内容
検査線量の把握と最適化	検査線量の記録、把握 診断参考レベルの取り入れ
患者の被ばく線量	組織・臓器線量の把握
小児の検査線量	小児専用の撮影条件の設定
被ばく相談	被ばく相談の実施状況
資格者の在籍	放射線管理士、放射線機器管理士の在籍
検査依頼書	検査に必要な情報の記載
職員の研修	放射線診療に関する研修の適切な実施
被ばく低減の取り組み	患者間違い、部位間違い対策など
研究報告	被ばく低減に関する研究報告
患者情報確認	アレルギーなど必要な情報の明記と実践
機器管理	適切な保守点検
法令遵守	施設、装置の法令遵守

【参考資料】

公益社団法人日本診療放射線技師会：医療被ばく低減施設認定
https://www.jart.jp/activity/teigenshisetu.html （アクセス日：2023 年
5 月 7 日）

（川﨑 英生）

1. 医療被ばく低減施設の紹介

1-4. 医療被ばく低減施設認定の審査項目

　医療被ばく低減施設認定は、医療被ばく線量の管理に特化した唯一の施設認定です。その審査項目の一部を紹介します。

●検査線量の把握

　皆さんは検査が終わった後に、放射線の影響について心配になったことがないでしょうか。放射線を利用した医療行為の特徴として、何日か、時には何年か経った後にその影響が心配になるというのもがあります。医療被ばく低減施設ではそのような場合でも、どれくらいの線量でどのような影響が予想されるか過去に遡って（撮影条件を記録した文書の法的な保存期間内であれば）調べ、伝えることができます。

●検査線量の最適化

　同じ検査でも患者さんごとに検査線量は異なります。また、医療機関によっても異なっています。理由は様々ですが、診断に必要な画像を得るために、適切な管理の下に検査の線量が高くなってしまう場合は許容されます。しかし、検査線量や機器の管理不備によるものであれば不適切です。医療被ばく低減施設では検査線量が適切に管理されているかを重点的に審査しています。

●小児の検査線量

　小児は放射線の人体への影響（感受性）が成人より高いことが知られています。そのためより厳密に検査線量の最適化が求められます。具体的には年齢や体型により検査線量を決定し、大人より少ない線量で検査を行うことが求められます。検査の最適化のためには、X線検査やCT検査などでは診断参考レベル、RI検査では小児核医学検査適正施行のコンセンサスガイドラインというものがあります。医療被ばく低減施設は、最適化の指標を用い、適切な線量で小児の放射線検査を行っている医療機関と言えます。

● 患者の被ばく線量

　放射線を利用した検査を行った後に、妊娠がわかった場合とても不安になると思います。

　医療被ばく低減施設では検査における胎児の被ばく線量を推計することができるため、被ばくの影響についてより適切に伝えることができます。

　医療被ばくは全身を均一に被ばくするものでなく、検査の部位や内容により人体の部位ごとに被ばく線量が異なる特徴があります。そのため胎児の影響を考える場合、検査線量（例えば撮影装置に表示されるものや診断参考レベルで求める値）ではなく、実際に胎児（患者さんの下腹部）の線量がどれくらいであったか把握することが大切です。医療被ばく低減施設では、X線検査やCT検査だけでなく、放射線透視検査、血管造影検査、RI検査など放射線を利用した一般的な画像診断検査で、患者さんの部位（臓器）ごとの線量を推計することができます。

【参考資料】
　一般社団法人日本核医学会：「小児核医学検査適正施行のコンセンサスガイドライン2020」の公表
　http://jsnm.org/archives/4675/　（アクセス日：2023年5月7日）

（川﨑 英生）

1. 医療被ばく低減施設の紹介

1-5. 医療被ばく低減施設で求められる認定資格

　医療被ばく低減施設の認定を取得するためには、日本診療放射線技師会が認定を行っている放射線管理士、放射線機器管理士の在籍が必要です。また被ばく相談を行う放射線被ばく相談員の在籍を推奨しております。ここでは、放射線管理士、放射線機器管理士、放射線被ばく相談員を紹介します。

●放射線管理士

　医療施設にて放射線の安全管理や医療被ばくの低減に努めるとともに、緊急被ばく医療へ対応できる知識や技術を身に付け、国民の安全確保に努めることを目的としています。放射線管理士の講習内容は、関係法令、医療施設等における人に関する放射線安全管理、医療被ばくの低減、緊急被ばく医療（基礎編）、緊急被ばく医療（実践編）、緊急被ばく医療（心理編）、平常時の放射線に関する健康相談、放射線管理士の役割、原子力関連施設、気象学となります。放射線管理士を取得するためには、e-learning による在宅講習を受講し、認定試験に合格する必要があります。

●放射線機器管理士

　医療施設における放射線関連機器の特性を理解し、その安全かつ適切な利用のために性能維持と安全確保を通じて良質かつ安全な医療を提供することを目的としています。放射線機器管理士の講習内容は、関係法令、医療施設管理総論、医療機器管理総論、診断用エックス線装置、エックス線CT 装置、医用電子加速装置、ＭＲＩ装置、核医学装置、超音波画像診断装置となります。放射線機器管理士を取得するためには、e-learning による在宅講習を受講し、認定試験に合格する必要があります。

●放射線被ばく相談員

　2011 年 3 月 11 日に発生した東日本大震災に伴う東京電力福島第一原子力発電所の事故以来、人々の「被ばく」に対する関心は高まっています。これまでも診療放射線技師は医療の現場において、医療被ばくへの対応は

行ってきましたが、原子力発電所の事故による環境汚染によって被ばくについての相談も増えています。そのため、医療のみならず広く放射線被ばく全般の相談に対応できる人材として、平成26年度より放射線被ばく相談員を育成することになりました。放射線被ばく相談員の認定資格を取得するためには、日本診療放射線技師会が実施する講習会を受講し、認定試験に合格する必要があります。講習会の内容は放射線被ばく相談員育成制度の意義、放射線被ばく相談員の倫理、災害時の被ばく相談、原発事故による避難生活とメンタルヘルス、医療被ばく相談、被ばく相談における傾聴の重要性、内部被ばくと福島の現状、リスク・コミュニケーション、放射線被ばくの測定法、傾聴訓練となっています。

【参考資料】
公益社団法人日本診療放射線技師会：生涯教育タブ認定資格
https://www.jart.jp/activity/lifelong_study.html　（アクセス日：2023年5月7日）

（川﨑 英生）

2. 訪問審査から見えたこと

　医療被ばく低減施設の審査には書面審査と書面審査の合格施設に対して行われる実地での訪問審査があります。特に訪問審査では審査にあたる複数名のサーベイヤーが施設を訪問しますので安心・安全な放射線診療を提供することを目指した様々な運用や工夫を目にすることがあります。

●医療被ばく相談の基礎となる撮影条件の記録は大切

　診療放射線技師法第28条においては各撮影に対して精細な記録を照射録として残すことが義務化されています。照射録には実際に撮影に用いられた撮影条件を記録します。撮影条件とは検査に用いたX線照射の記録であり電圧（kV）・電流（mA）・照射時間（S）、さらにはX線管－X線検出器間距離などが含まれます。また医療法施行規則第1条の11第2項第3号の2においては診療用放射線に係る安全管理として被ばくの評価が可能な様式での線量の記録が同じく義務化されています。このため、照射録への記録の際には検査を受けた一人一人に対して細かにデータ入力を行い線量情報の記録に努めています（これらが自動化されている施設や装置もあります）。

　核医学においては使用台帳として、検査を受ける方が実際に投与された放射能量や投与時刻などが記録されています。

　これらの記録方法についても各施設において様々工夫され、よりわかりやすい形で管理されています。正確で精細な線量記録は医療被ばく相談の際に必要データとして大変重要なものとなります。

●働く職員の被ばく管理も重要課題

　医療被ばく低減施設の対象は主に患者さんに対する被ばくとなりますが、一方、放射線診療の現場で働く者の職務上受ける被ばくも対象にしています。こういった被ばくを「職業被ばく」と言います。医療現場における職業被ばくは様々な放射線検査、特に放射線防護衣等を用いての患者介助の場面などで発生します。とりわけ職業被ばくが多くなりがちな分野はIVR（Interventional Radiology）における術者に対する部分となっていま

す。

　職業被ばくに対しては医療法施行規則や電離放射線障害防止規則といった関係法令により線量限度が設けられています。職業被ばくは限りなくゼロに近づけることが重要ですが、はからずも線量限度を超過してしまったような場合には業務制限などにて対応を行います。近年は、電離放射線障害防止規則により職業被ばくにおける眼の水晶体に対する線量限度がより少ない値に改正されました。このため図1に示すような防護眼鏡の着用による眼の水晶体への被ばく線量そのものの低減や、この線量をなるべく正確に測る線量計の着用が普及し始めています。

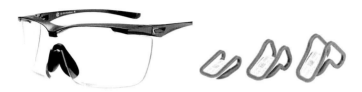

防護眼鏡　　　　　　　　　　　眼の水晶体用個人線量計

・防護眼鏡：株式会社エリカ　オプチカル社製のもの
　https://www.ericaop.com/products/914/
・眼の水晶体用個人線量計：長瀬ランダウア株式会社製のもの
　https://www.nagase-landauer.co.jp/luminess/vision-badge.html

図1　防護眼鏡と眼の水晶体用の個人線量計

防護眼鏡をかけることで眼の水晶体への被ばく線量を低減させる。また、その線量を正確に測るための水晶体用個人線量計も普及し始めている。

> ## Note：訪問審査はお互いの成長機会
> 医療被ばく低減施設の認定審査は、受審施設だけでなく審査を行うサーベイヤーの成長機会ともなっています。サーベイヤーは審査の機会を通じ他施設の状況に触れ、これまで気付くことのできなかった工夫や運用を学ぶこととなります。また、法令遵守や労働安全衛生など細かな視点においても多くの知識や経験を養う場ともなっています。認定審査は受審施設のみならず、実はサーベイヤーにおいても実り多い場ともなっています。

●後継者育成の機会に

　医療被ばく低減施設の認定取得の準備にあたっては様々な放射線検査で人体が受けるであろう被ばく線量の推計や、放射線防護の最適化指標であるDRLに規定された指標線量と施設で実際に検査に用いられている線量の把握と評価、その結果を受けた撮影条件の見直しなど、そして医療被ばく相談に対応のできる資料類の整備やスキルアップ、安全な検査を行うための検査マニュアル作りや法令対応、また職業被ばく管理の視点では従事者の個人線量の評価のみならず従事者を被ばくから守る放射線防護衣（プロテクタ）の安全確認（図2）など様々な準備が必要です。これらの準備を進めていく過程で医療被ばく低減へのノウハウや工夫、そして放射線安全管理についての知識や技術を身につけることにも繋がります。このため後継者育成や放射線科スタッフの学習機会、施設全体でのレベルアップの場として位置づけるケースも多いようです。

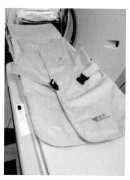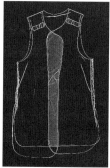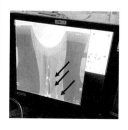

左の写真のようにX線CTの寝台にプロテクタを配置しこれをスキャンすることで中央の写真のように内部の鉛ゴムの画像が取得できます。この画像を用いてヒビ割れや穴あきなどの破損の有無確認します。右の写真は検査方法が異なりますがヒビ割れによる破損が発見された事例です（矢印部分）。

図2　プロテクタの安全確認

● 地域の医療被ばく低減の拠点に

　医療被ばく低減施設では、その地域において医療被ばく低減活動の拠点となるべく普及活動などの取り組みを進めている施設も多く、図３のように地方新聞や院内報・機関誌などにその取り組みや認定取得の趣旨などが紹介された事例も多くあります。医療被ばく低減施設の取り組みとして各施設を受診する患者さんやそれぞれの地域ニーズに合わせたオリジナルな運用や工夫なども多いのですが、いずれの施設にも共通していることは医療被ばく低減施設認定の趣旨である医療被ばく管理や医療被ばく相談の実践、職業被ばくの管理、なにより患者さんが放射線検査を受けるにあたりできるだけ少ない被ばくに調整しながらも最適な画像を提供したい。できるだけ安心して検査に臨んでいただきたい。また、放射線検査や検査被ばくについてのちょっとした不安や疑問に対しても専門知識を基礎として、分かりやすく丁寧にお応えしたいという気持ちが込められていることです。

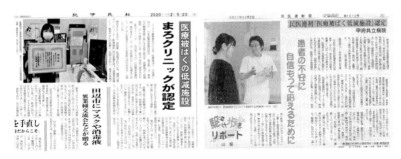

　左の記事は地方紙に医療被ばく低減施設の取得が紹介された例。右の記事は関連施設間の機関誌として紹介された例

図３　新聞や院内報・機関誌などへの掲載例

（佐藤　洋一）

3. 個人モニタ2個装着事例

3-1. 医療被ばく低減施設認定受審の試み

　医療を題材としたドキュメンタリー番組やドラマ等で、白衣のポケットや襟元に装着されたバッジを目にしたことはないでしょうか？（図1・図2）

　「あれは何？」と思った人もいるでしょう。それは、放射線診療に従事する個人が受ける放射線量を測定する線量計（個人モニタ）なのです。ここでは、その個人モニタの装着についてお話します。

　筆者の勤務施設は、「良質で安心なぬくもりのある医療の提供」をスローガンに、安全対策・感染対策をマニュアル化して地域の拠点病院として発展してきました。各種マニュアルは整備されており、また日本診療放射線技師会の認定する放射線機器管理士、放射線管理士も在籍していることから医療被ばく低減施設認定の受審を試みました。ところが、サーベイヤーによる訪問審査において想定外にも「判定保留」となってしまったのです。その理由が、放射線防護衣（プロテクタ）を着用して放射線診療に従事する場合は不均等被ばくにあたるので、放射線量を測定する個人モニタを2個（プロテクタの外側と内側）装着しなければならないという指摘でした（図2）。

　患者さんが放射線検査で受ける医療被ばくには線量限度は設けられていませんが、放射線診療従事者における職業人の被ばくは、法令で線量限度が定められています（次項 Note 参照）。サーベイヤーの改善指導では、「医療被ばくの低減と共に放射線診療従事者の職業被ばくの低減にも努めるべき」とのことでした。

　消化管検査や血管造影検査等に従事する放射線診療従事者は、実効線量を算定するに当たり、前述のとおりプロテクタの内側に1個、眼（水晶体）の等価線量を測定するために白衣等の襟元に1個、つまり2個以上の個人モニタを装着することが法令で義務づけられています。なお，男性は胸部、女性は妊娠の可能性も考慮し腹部に付けることが一般的です。

　早速、個人モニタを2個装着することの改善報告書を提出し、2010年

4月1日に日本診療放射線技師会より医療被ばく低減施設第19号として認定されました。

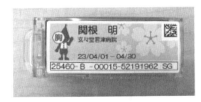 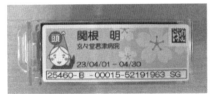

図1 個人モニタ光刺激ルミネッセンス線量計（OSL）

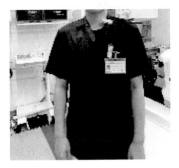 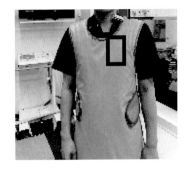

図2 個人モニタ装着（プロテクタの外側と内側）

Note

患者さんの被ばく（医療被ばく）は管理された被ばくであり、放射線検査を受ける上で正当化と最適化が図られていることで線量限度が設定されていません。一方、放射線診療従事者の被ばくは、電離放射線障害防止規則により実効線量が5年につき100mSv（年平均20mSv）、および1年につき50mSvと線量限度が設定されています。なお、眼（水晶体）の等価線量も5年につき100mSv（年平均20mSv）、および1年につき50mSvと設定されています。

●個人モニタの種類

　個人モニタは、前述の光刺激ルミネッセンス線量計（OSL）の他、蛍光ガラス線量計、電子式線量計など、いろいろなタイプがあります。（図1・図3・図4参照）

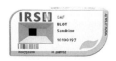

図3　蛍光ガラス線量計

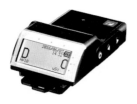

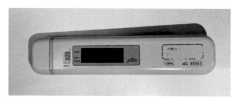

図4　電子式線量計

> ## Note
>
> 等価線量：放射線の種類（α線、β線、γ線、X線、中性子線）やエネルギーによる違いを補正して、人体の局所（組織や臓器等）が放射線から受ける影響を共通の尺度として用いられる概念です。（単位：Sv シーベルト）
>
> 実効線量：等価線量に組織荷重係数を乗じて、人体全体への生物学的影響を評価するために用いられる概念です。（単位：Sv シーベルト）
>
> ※単位は Sv で共通ですが、等価線量（局所被ばくの評価）の Sv と実効線量（人体全体の評価）の Sv を混同しないことが大切です。

コラム 立入検査における不均等被ばくの評価

　医療機関が科学的で、かつ、適正な医療を行う場にふさわしい環境を維持することを目的に立入検査があります。また、本検査は、医療法により医療監視員に命じられた者がその職務を行使します。このような年 1 回の立入検査に向け、数十もの立入検査項目のチェックシート（自己申告）へあらかじめチェックを入れ提出を求められ、立入検査の当日は、このチェックシートを元に検査が行われる流れとなっています。この立入検査項目における放射線診療従事者の被ばく防止の中に、「不均等被ばくの線量測定」の項目があり、これは、「不均等被ばくの評価が必要な放射線診療従事者は個人モニタ 2 個を装着し、きちんと線量測定を行っていますか？」という意味です。

　しかし、現状では消化管検査や血管造影検査等で近接操作を行う放射線診療従事者でも、個人モニタ 1 個のみの運用で不均等被ばくの評価がなされていないこともあるようです。

　ちなみに筆者の勤務施設では、放射線診療従事者の全てが個人モニタ 2 個を装着し、不均等被ばくの線量管理がなされています。その内訳は、医師 17 名、診療放射線技師 11 名、看護師 14 名、臨床検査技師 1 名、言語聴覚士 1 名です。

　こうしたことは医療被ばく低減施設認定受審の賜物と言えるのかも知れません。

（関根　明）

3. 個人モニタ 2 個装着事例

3-2. 個人モニタ 2 個から実効線量の評価

次に、個人モニタ 2 個から如何に実効線量を導くのかについて触れます。

実効線量は、体幹部をいくつかの部位に分けた其々の測定値より求められます。例えばプロテクタを着用し、頭頚部と胸部（体幹部）とに装着した 2 個の個人モニタの測定値より不均等被ばくは次式で求められます。

HEE ＝ 0.08Ha ＋ 0.44Hb ＋ 0.45Hc ＋ 0.03Hm

HEE：不均等被ばくによる実効線量

Ha：頭頚部の 1cm 線量当量

Hb：胸部の 1cm 線量当量

Hc：腹部の 1cm 線量当量

Hm：最大となる恐れのある部位の 1cm 線量当量

プロテクタを着用し、頭頚部と胸部（体幹部）とに装着した 2 個の個人モニタからの評価は次式で求められます。

HEE ＝ 0.11Ha ＋ 0.89Hb

不均等被ばくによる実効線量は、プロテクタを着用していれば、通常は年間 20mSv を超えることはないと言えます。

光刺激ルミネッセンス線量計（OSL）と蛍光ガラス線量計は、線量の検出感度が高く測定可能な線領域が広いといった特性を有しています。さらに直接照射された線量も計測可能であり、取り扱いも簡便です。しかし、一般的には自施設での測定が不可能なためリアルタイムでの測定には対応できず、専門業者への委託となります。

これに対して電子式線量計は、専門業者へ委託の必要はなく、その場でその時の被ばく線量をデジタル表示で確認可能ですので、必要な時にどこでも効果的に線量をモニタできます。しかし、電池が必要で衝撃に弱く、電磁波や静電気等での誤動作に注意が必要となります。

（関根　明）

第3章　医療被ばく低減施設認定

コラム 医療施設において放射線の安全管理を規制する法律

　放射線や放射性物質は人体に有害な影響を与えるため、それを管理する際には様々な法律による規制を受けます。放射線の安全管理に関係する主な法律としては、①放射性同位元素等の規制に関する法律、②労働安全衛生法に基づく電離放射線障害防止規則などがあります。これらは、放射線障害の防止、公共の安全確保、さらにはそこで働く者の安全と健康を確保することを目的に制定されています。医療分野ではこれらに加え、③医療法に基づいた医療法施行規則、④医薬品・医療機器等の品質・有効性及び安全性の確保等に関する法律（薬機法・医薬品医療機器等法）などの法律があり、相互に深い関わりを持っています（図1）。このうち、2020（令和2）年4月に施行された改正医療法施行規則では、従来まで規定されていなかった医療被ばくの適正管理に関する内容が新たに盛り込まれ、患者さんの被ばく低減のみならず、医療用放射線の安全な利用を確保することの必要性が謳われています。

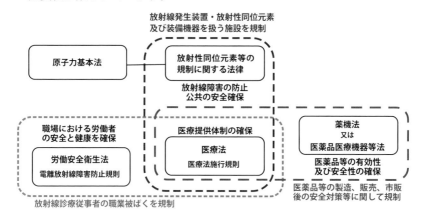

図1 医療放射線の安全管理に関係する主な法律
（厚生労働省　第1回医療放射線の適正管理に関する検討会（2017年）資料2 ページ4を一部改変）

（山森 和美）

4. 放射線診療従事者の被ばく線量測定

●放射線診療従事者と放射線業務従事者

　医療法施行規則では、病院又は診療所の管理者は、「エックス線装置等」の取扱い、管理又はこれに付随する業務に従事するものであって、放射線の管理区域に立ち入る者を「放射線診療従事者」として扱い、放射線被ばくする線量を実効線量限度及び等価線量限度を超えないようにしなければならないとされています（第30条の18）。また、電離放射線障害防止規則では、事業者は、管理区域内において放射線業務に従事する労働者を「放射線業務従事者」とし、受ける線量を同規則で定めています（第4条から第9条）。

　なお、放射線同位元素等の規制に関する法律（以下RI法）でも「放射線業務従事者」の扱いについて規定されていますが、放射線治療を行なっていない施設および陽電子を放出する放射性同位元素で標識した薬剤（PET薬剤）を施設内で製造していない施設ではRI法の規制を受けないため、混同しないよう本稿では診療用放射線を対象とし、RI法については取り扱いません。

●被ばくの種類

　放射線の被ばくには、「外部被ばく」と「内部被ばく」があり、被ばくする経路によって異なります。

　「外部被ばく」とは、地表にある放射性物質や空気中に浮遊する放射性物質、あるいは衣服や体表面に付いた放射性物質等や病院又は診療所等の核医学検査で用いられる放射性医薬品から発生する放射線、放射線検査に用いられる装置から発生するX線による被ばくのことです。

　「内部被ばく」とは、①食事により飲食物中の放射性物質を体内に取り込んだ場合（経口摂取）、②呼吸により空気中の放射性物質を体内に吸い込んだ場合（吸入摂取）、③皮膚から吸収された場合（経皮吸収）、④傷口から放射性物質を体内に取り込んだ場合（創傷侵入）、⑤放射性医薬品を体内に投与した場合のいずれかで被ばくすることです。

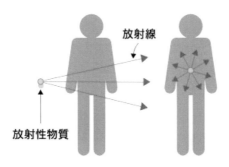

放射線

放射性物質

外部被ばく　　　内部被ばく

図1：外部被ばくと内部被ばく
https://www.ene100.jp/zumensyu_6（一部改変）

●被ばく線量限度

　放射線被ばくの影響は、全身の場合と組織・臓器の場合で表し方が異なっています。吸収した線量が同じでも、放射線の種類によって影響の大きさが異なるため、被ばくした組織・臓器の吸収線量に放射線の種類ごとに定められた係数（放射線加重係数）を掛け、重み付けしたものを等価線量といいます。さらに、組織・臓器ごとのがん発生率から定められた係数（組織加重係数）を等価線量に掛け、すべての組織・臓器で足し合わせたものを実効線量といいます。

　したがって、全身への影響では実効線量、組織・臓器ごとの影響では等価線量で影響の度合いを表していることとなります。

　放射線診療従事者は表1のとおり年間の実効線量を医療法施行規則第30条の27に定められています。

表1　放射線診療従事者の線量限度

実効線量限度	等価線量限度水晶体	等価線量限度皮膚	女性の線量限度
平成13年4月1日以後5年毎に区分した各期間に100mSv 4月1日を始期とする1年間につき50mSv	令和3年4月1日以後5年毎に区分した各期間につき100mSvおよび4月1日を始期とする1年間につき50mSv	4月1日を始期とする1年間につき500mSv	4月1日、7月1日、10月1日および1月1日を始期とする各三月間につき5mSv 妊娠の事実を知った後、出産まで腹部表面の等価線量限度2mSv 内部被ばく1mSv

●個人被ばく線量測定

被ばく線量が線量限度以内であることを確認するためには、放射線測定器による測定が必要です。

医療法施行規則 30 条 18 の 2 に外部被ばくの測定方法について以下の通り定められています。

1. 外部被ばくによる線量の測定は、1cm 線量当量、3mm 線量当量及び 70 μm 線量当量のうち、実効線量及び等価線量の別に応じて、放射線の種類及びその有するエネルギーの値に基づき、当該外部被ばくによる線量を算定するために適切と認められるものを放射線測定器を用いて測定することにより行うこと。ただし、放射線測定器を用いて測定することが、著しく困難である場合には、計算によってこれらの値を算出することができる。

2. 外部被ばくによる線量は、胸部（女子にあっては腹部（妊娠する可能性がないと診断された者、妊娠する意思が無い旨を病院または診療所の管理者に書面で申し出た者を除く。以下この号において同じ））について測定すること。ただし、体幹部（人体部位のうち、頭部、けい部、胸部、上腕部、腹部及び大たい部をいう。以下同じ）を頭部及びけい部、胸部及び上腕部並びに腹部及び大たい部に３区分した場合において、被ばくする線量が最大となるおそれのある区分が胸部及び上腕部（女子にあっては腹部及び大たい部）以外であるときは、当該区分についても測定し、また、被ばくする線量が最大となるおそれのある人体部位が体幹部以外の部位であるときは、当該部位についても測定すること。

3. 外部被ばくによる線量の測定は、管理区域に立ち入っている間継続して行うこと。

以上を、要約すると、男子は胸部、女子は腹部を測定し、放射線防護具（プロテクタ）等で胸部、腹部が隠れる場合は頭頸部を測定すること、ただし、体幹部ではなく手指等の被ばくが最大となるおそれがある場合は、そこを測定することです。

●被ばく防止

放射線診療従事者は医療法施行規則第 30 条の 27 に定められている線

量限度を超えないようにしなければなりません。その方法として第30条の18に以下の通り規定されています。

1. しゃへい壁その他のしゃへい物を用いることにより放射線のしゃへいを行うこと。
2. 遠隔操作装置又は鉗子を用いることその他の方法により、エックス線装置等と人体との間に適当な距離を設けること。
3. 人体が放射線に被ばくする時間を短くすること。

　この3項目は、外部被ばく低減の3原則と言われ、放射線防護上、非常に重要なことです。

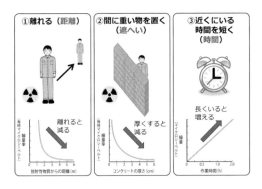

『外部被ばく低減の3原則』（環境省資料より）
https://www.env.go.jp/chemi/rhm/r3kisoshiryo/r3kiso-04-03-01.html

● 被ばく線量管理
　放射線診療従事者の被ばく線量管理をする上で、最も大切なことは、「自分の被ばく線量を把握しているか」であると考えられ、放射線測定器の確実な着用が必要です。従事者が正しく放射線測定器を理解し、その着用方法と自身の線量の把握をおこなうことが重要です。病院又は診療所の管理者が、放射線管理の重要性を認識し、品質管理の継続的な改善法のPDCAなどを導入し、記録と報告体制を整備することで、労働衛生の質向上を図ることが従事者の被ばく線量管理に繋っていくと考えられています。

（佐々木 健）

5. 装置の出力測定および患者被ばく線量の推計

5-1. 一般撮影（レントゲン）の出力測定

X線管球から出力された放射線を放射線測定器により測定します。図1では、一般撮影における出力測定の様子を示しています。当院で行った出力測定結果の一例（表1）では、管電圧ごとで異なるものの、設定値と測定値の差は 0.9 ～ 3.2％程度に収まっています。日本産業規格（Japanese Industrial Standards：JIS）では、管電圧の誤差範囲を± 10％以内と規定していますので、この数値は問題ないと言えます。

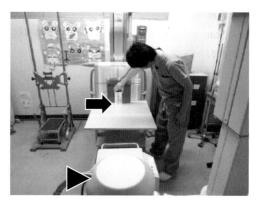

図1　一般撮影における出力測定の様子
（▶）X線を出すX線管球、（➡）放射線測定器

表1　一般撮影の出力測定結果の一例

装置で設定した 管電圧 (kV)	測定した 管電圧 (kV)	設定値と測定値の差 (%)
50	49.1	1.8
60	59.1	1.5
70	68.8	1.7
80	77.9	2.6
90	87.4	2.9
100	96.8	3.2
110	109.0	0.9
120	116.6	2.8

Note

診断用 X 線装置にはいろいろな機器があり、診療放射線技師が装置管理を行うことも大事な仕事の 1 つです。設定した撮影条件により放射線がきちんと照射（出力）できているか、放射線測定器を用いて調べる作業を出力測定といいます。例えば、装置で 120kV と設定して照射したときに放射線測定器で測った数値が 120kV となるか確認を行います。設定値と測定値に大きな差がある場合、装置の劣化などが考えられますので、メーカーに修理を依頼することもあります。

● 一般撮影の線量推計

被ばく線量推計ソフトにはいろいろありますが、ここでは（公社）茨城県診療放射線技師会で配布を行っている EPD（Estimation of Patient Dose in diagnostic X-ray examination）について紹介します。このソフトは原則として、診療放射線技師が医療被ばくの最適化を行うために限り、無償ダウンロードが可能です。（公社）茨城県診療放射線技師会の専用フォームから氏名・勤務先・勤務先住所・メールアドレスを入力することで、ダウンロードが可能となります。EPD は管電圧などの必要な情報を入力することにより、患者被ばく線量として、入射表面線量 [mGy]、組織・臓器線量 [mGy]、実効線量 [mSv] を算出することができます。私たち診療放射線技師は、こういったソフトで算出される数値を参考にしながら、患者さんからの被ばく相談に対応しています。

【参考資料】
茨城県診療放射線技師会ホームページ：http://www.iart-web.org/epd/

コラム　患者被ばく線量の推計

放射線検査では患者被ばく線量を実際に測定することは困難であることが知られています。X 線装置に表示される数値はあくまでも、装置から照射される放射線量であり、患者の被ばく線量ではありません。そのため、患者被ばく線量を求めるために、専用の被ばく線量推計ソフトが存在します。被ばく線量の推計のためには、管電圧などの数値が必要になりますので、X 線装置をきちんと管理し、出力測定を行った上で活用することが重要です。

（長谷川 健）

5.　装置の出力測定および患者被ばく線量の推計

5-2.　X線CT検査の出力測定

　CT検査は一般撮影と異なり、X線が360度方向から入射します。そのため、CT検査の出力測定は円柱状のアクリル樹脂製ファントム（人体模型）に放射線測定器を入れることにより行います。一般的にこれをCTDI（CT Dose Index）測定といいます。図1は実際のCTDI測定の様子です。CT装置の表示値と測定値を比べることで、放射線の出力に大きな差がないか確認します。当院におけるCTDI測定結果の一例を示します（表1）。装置の表示値と測定値の誤差は3.9〜7.2％程度となっていますが、JIS規格では±20％以内と規定されているため、規定範囲内に収まっています。

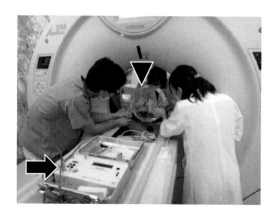

図1　CT検査におけるCTDI測定の様子
（▼）アクリル樹脂製ファントム（人体模型）、（➡）放射線測定器

表1　CT装置のCTDI測定結果の一例（64列、120kV、0.5sec/rot）

管電流 (mA)	装置の表示値 (mGy)	測定値 (mGy)	表示値と測定値 の差 (%)
100	4.8	4.47	6.9
200	9.6	8.91	7.2
400	20.4	19.6	3.9

Note：CT 検査の線量推計

一般撮影に比べて、CT 検査の被ばく線量が多いことからも、患者被ばく線量を把握することは重要です。CT 検査の線量推計ソフトにもいろいろなものがありますが、ここでは量子科学技術研究開発機構の WAZA-ARIv2 を紹介します。ユーザ ID 登録を行うことで、ソフトウェアをインストールする必要もなく、Web 上で被ばく線量を評価できるツールとなります。図 2 に WAZA-ARIv2 の被ばく線量を算出する画面を示します。必要な情報を入力することにより、臓器線量 [mGy] や実効線量 [mSv] などの算出が可能です。一般撮影と同様、算出された数値を参考に、診療放射線技師は患者さんからの被ばく相談に対応しています。

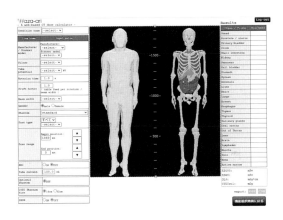

図2　WAZA-ARIv2 における被ばく線量の算出画面

【参考資料】

　WAZA-ARI v2 ホームページ：https://waza-ari.nirs.qst.go.jp/

（長谷川 健）

5. 装置の出力測定および患者被ばく線量の推計

5-3. 血管造影検査の出力測定

　血管造影検査では、放射線による透視や撮影機能を用いながらカテーテルを用いて病気の診断および治療を行います。治療時間が長くなるに従い、放射線被ばくは増加します。そのため、血管造影装置においても出力測定を行い、自施設の線量を把握することは重要となります。

　以下では出力測定結果の一例を示します。表 1、2 はそれぞれ透視と撮影における管電圧の設定値と測定値の比較ですが、どちらも 0 ～ 1.9％の差にとどまっています。一般撮影と同様、JIS 規格における管電圧の誤差範囲は± 10％以内ですので、測定結果は問題のない数値となります。また、表 3 の測定結果は図 1 に示した配置図で測定した透視線量率になりますが、表示値と測定値の差は 1.4％でした。ここで大事なのは装置の表示値よりも測定値の方が若干少ない線量であると把握することにあります。このように、診療放射線技師は装置ごとの特性を把握しながら業務を行っています。

表 1　血管造影装置の出力測定結果（透視）

装置で設定した 管電圧 (kV)	測定した 管電圧 (kV)	設定値と測定値 の差 (%)
60	59.6	0.7
70	70.0	0.0
80	78.7	1.6
90	89.6	0.4
100	99.2	0.8
110	110.2	0.2
120	119.2	0.7

表2　血管造影装置の出力測定結果（撮影）

装置で設定した 管電圧 (kV)	測定した 管電圧 (kV)	設定値と測定値 の差 (%)
70	69.8	0.3
80	78.5	1.9
90	89.4	0.7
100	98.9	1.1
110	110.0	0.0
120	118.9	0.9

表3　患者照射基準点における測定結果の一例
（80kV、3.1mA、5ms、6.25p/s）

装置の表示値 (mGy/min)	測定値 (mGy/min)	表示値と測定値の 差 (%)
4.22	4.16	1.4

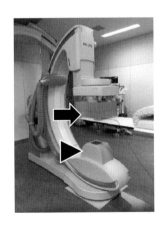

図1　血管造影検査における患者照射基準点の測定風景
（▶）X線を出すX線管球、（➡）放射線測定器

（長谷川 健）

6. 施設認定受審に向けての活動

6-1. 認定を知ってもらう

　最適化を目指し医療被ばく低減施設認定を取得するためには同じ職場の診療放射線技師に認定の内容を知ってもらう必要がありました。

　私たち診療放射線技師は患者さんの体の画像を撮影したり、透視をして手術や処置のサポートをしたり、放射線治療装置を動かすなどが主な業務になります。そのため、医療被ばくには積極的に関与しない傾向がありました。しかし徐々に医療に使う放射線量を適切に保つことが重視されてきており、将来的には医療被ばくの管理が義務化されることが予想できました。

　医療被ばく低減施設認定を受けようと考え始めたのが 2011 年の頃になります。院内での医療被ばく最適化を考える土壌は出来始めたばかりだったと覚えています。

　認定を受けるため、まずは同僚の診療放射線技師に認定がどのようなものかを知ってもらうことから始めました。先ほども書きましたが当時は良い画像を作ることが優先される時代で被ばく線量は患者さんに説明するだけのものに過ぎないような感じだったので（あくまで私見です）、認定を知ってもらうことだけでも苦労した覚えがあります。

　まず数人でワーキンググループを作りその中で情報を共有することから始めました。ワーキンググループで十分に情報を共有した後、診療放射線技師の中で勉強会を開催し情報を広めました。この勉強会、最初は診療放射線技師だけのものだったのですが興味がある人には聞いてもらおうということで病院内の誰でも参加できるように広報を行いました。奇しくも2011 年 3 月に福島第一原子力発電所事故があったためか、医師、看護師など他の職種もある程度来たように覚えています。

　他に年 1 回程度ですが病院全体を対象にした講習にも参加し、医療被ばく低減施設認定取得について講習しました。。認定では施設全体として理解し取り組むことが大切です。結果として全体の理解が深まり申請や許可

など様々なことが円滑に行われるようになったと思います。活動を始めたころから比べると今では医療被ばくへの関心が高まり、様々な部門で医療被ばくの最適な運用を検討することが多くなったと思います。

コラム　医療被ばく低減施設認定で求められること

　病気や怪我をしたり検診を受けたりしたとき、X線写真やCTを撮ることがあります。これらの検査はX線という放射線を使っているので被ばくをします。この「被ばく」という言葉、皆さん気になりますよね。検査は受けなくてはいけないと思うけれど「被ばく」はあまりしたくないと考える方が多いのではないでしょうか。

　私たち診療放射線技師もできるだけ被ばくを少なくしたいと常に考えています。しかし実際には被ばくを少なくするのにも限界があります。その理由は被ばくを少なくするため放射線の量を減らすと病気の診断が困難になることがあるからです。そのため検査に使う放射線の量が多くも少なくもない、ちょうど良い量にすることが求められます。

　「医療被ばく低減施設認定」では放射線がちょうど良い量か「調べ」「設定し」「管理されている」ことが施設に求められます。

【参考資料】
　日本診療放射線技師会　「医療被ばくガイドライン：患者さんのための医療被ばく低減目標値」, 医療科学社, 2002.

（福住　徹）

6.　施設認定受審に向けての活動

6-2.　放射線の量を調べる

●放射線の量は施設、病院で違う

「同じ検査名でも病院によって使う放射線の量が違う」と聞くと医療放射線を仕事にしていない皆様は驚かれるかもしれません。

実際には使っている装置メーカー、医師が必要とする画質、診療放射線技師のテクニックによって変わってきます。

放射線の量を示す言葉として私たちは「線量」という言葉を使います。

線量が少ないと自然放射線のようにまったく気にしなくていいレベルとなり、多いと皮膚が火傷を負う場合もあります。

病院の診療で使う放射線、つまりX線写真やCT検査などはその中間といったところです。診断で使用しても目に見えるような火傷はできないけれど体の中を覗けるくらいのエネルギーはあるので注意して使いましょうというレベルになります。医療被ばく低減施設認定の「低減」の意味は被ばくをゼロにすることではなく「被ばくを適切な量に抑える」ことです。

ではどの検査にどのくらいの放射線が使われているのでしょう。

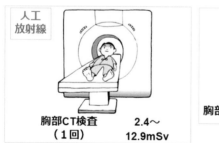
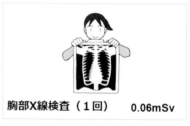

図1　環境省　「放射線による健康影響等に関する統一的な基礎資料　放射線の基礎知識と健康影響　令和3年度版　2.5 身の回りの放射線　P63」より抜粋

図1の数値はCT検査とX線撮影の代表的な被ばく量を示しています。

　実際のX線検査は様々な種類と組み合わせがあり数も多く、部位によって使う線量は大きく異なります。CT検査も同様です。図に出ている線量は「胸部を一回だけ撮影したとき」の代表的な線量です。必要に応じて同じ部位を複数回撮ったり、様々な部位でタイミングをずらして撮ったりする場合もあります。そのため自分が受けた検査の内容を正確に知り、使われた線量を理解することは大切な事です。

　日本全体としての医療被ばくの参考値「診断参考レベル（DRL）」（以下DRL）は2015年に発表されました。その後2020年に施行された「医療法施行規則の一部を改正する省令」により日本全体としての医療被ばく管理が始まりました。省令では管理における特定の基準値は示されておりませんがDRLは実質的な日本の基準として扱われるようになっていきました。

　日本診療放射線技師会はDRL発表より前の2000年頃から被ばく最適化を目指し、独自の線量基準（医療被ばくガイドライン値）を用いて医療被ばく低減施設認定を行ってきました。現在、線量基準はDRLに統合されましたが認定施設数は128施設(2020年時点)で、申請希望の施設は増え続けています。

　なぜ医療被ばくガイドライン値やDRLが必要だったのでしょうか。

　次ページの図2は日本診療放射線技師会「放射線量適正化のための医療被曝ガイドライン」から抜粋した胸部X線撮影の入射表面線量を比較したグラフです。

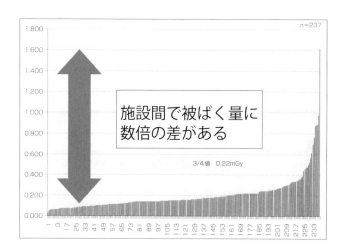

施設間で被ばく量に
数倍の差がある

3/4値　0.22mGy

n=237

**図２　日本診療放射線技師会　「放射線量適正化のための医療被曝ガイド
　　　ライン：放射線診療における線量低減目標値とその実践」より抜粋
　　　改変（縦軸：mGy　横軸：施設数）**

　実際に各施設を比較してみたところ使っている線量に数倍の差があるこ
とが分かりました。理由としては使っている機械メーカーや医師が見たい
画像の精度が病院によって違うためと考えられます。

　先ほどのグラフにある胸部Ｘ線撮影を例にして考えてみましょう。

　例えばＡ病院では健康な方の検診に使うので多少画質が悪くてもある
程度の病変が分かればいいという方針だったとします。多少画質が悪くて
もいいのでこの病院では少ない線量で十分ということになります。

　Ｂ病院では重症な方が多く、画質を良くしないと治療方針が立てられま
せん。そのため被ばく量が多くなることがあります。

　結果として同じ名前の検査であってもＢ病院はＡ病院より多く被ばく
します。しかしそれが悪いということはありません。それぞれの目指して
いる結果が違うだけです。どちらかの病院が良い、悪いではありません。
DRLにおいても言われていますが「この結果を良い診療と悪い診療の境
にしてはいけない」ということです。

　放射線検査において使用する放射線の量と画像の精度はトレードオフの
関係になっています。そのため必要な診断ができる放射線量を見極めるこ

とが重要になり、各病院での放射線量の差につながります。

　この問題は非常にデリケートです。「被ばく量が少ない」＝「正しい」という風潮にならないように注意しなければなりません。

　もし単純に被ばく線量を下げることのみを評価の対象にしてしまったら、いつの間にか日本としての診断能が下がっていくことも起こりかねません。

Note

ここで画質と被ばく調整の例を挙げます。下に動物を映した3枚の写真があります。写真の上のパーセンテージは撮影に使ったエネルギーと思って下さい。

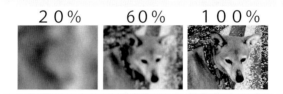

左側の写真エネルギー20％では写っている動物が何の動物かよくわかりません。右側の写真、エネルギー100％だと茶色の犬だということがよくわかります。しかし「犬」だと判断するためだけであれば中央の写真、エネルギー60％でも十分です。これがX線写真でエネルギーが被ばく量だった場合、診断できるなら中央の写真が最も適切ということになります。もちろん病院によっては右側のように鮮明でないと治療方針が立てられないところもあるでしょう。しかし、被ばく線量を下げることのみを評価の対象にしてしまったら左側の写真で診断してしまう可能性もあります。

【参考資料】
　・環境省．“身の回りの放射線”．放射線による健康影響等に関する統一的な基礎資料　放射線の基礎知識と健康影響　令和3年度版．
　・日本診療放射線技師会編．放射線量適正化のための医療被曝ガイドライン：放射線診療における線量低減目標値とその実践．文光堂，2009，184p．

（福住　徹）

6. 施設認定受審に向けての活動

6-3. 放射線の量を知る

医療被ばくについて考えるとき以下の3項目が必要になります。

・各装置、各検査の放射線量
・装置表示値と実際の測定値との差
・人体への影響度

「各装置、各検査の放射線量」は装置の基準となる放射線量です。同じ種類の検査で装置や設定方法の違いによる放射線量の比較や参考値であるDRLとの比較を行なうためのものです。人体への影響を考えるのに使うことはできません。放射線の装置はそれぞれの検査に特化した形になっています。そのため装置によって測定方法、測定位置、数字の意味などが違うので注意が必要です。

また、人体への影響度については「各装置、各検査の放射線量」を基にしてアプリケーションで計算する必要があります。

そのため各数値を単純に比較すると間違った解釈をする可能性があります。もし自分が受けた検査の一般的な放射線リスクを評価したいなどありましたら検査を受けた病院に相談してみてください。

●各装置、各検査の放射線量を知ること

認定を取得するためには病院で行なっている全ての診断用放射線検査、つまりX線撮影やCT検査などの放射線量を知る必要があります。

ここでCTの被ばく量を2020年のDRLであるDRLs2020と当院CT装置4台で比べてみましょう。参考値であるDRLs2020よりは低くなっていますが各装置で値の違いがあることが分かります。これは装置のメーカーや新旧、収集したデータの偏りなどで被ばく線量が異なるためです。これに施設による治療方針の違いが入ってきたらさらに変わります。

医療被ばく低減施設認定を取得しようとすると常に適切な被ばくを考えるようになります。そのため改めて自施設を見直そうという気持ちが高まります。

74

体軸方向1cmあたりの被ばく量CTDIvol [mGy]

検査名称	DRLs2020	装置A	装置B	装置C	装置D
頭部（脳）	77	54	55	65	48
胸部	13	11	10	11	8
胸部～骨盤	16	12	13	11	10
上腹部～骨盤	18	11	12	11	10

撮影範囲全体の被ばく量DLP [mGy·cm]

検査名称	DRLs2020	装置A	装置B	装置C	装置D
頭部（脳）	1350	996	979	984	1100
胸部	510	493	409	493	328
胸部～骨盤	1200	840	849	856	756
上腹部～骨盤	880	524	643	574	564

●装置表示値と実際の測定値を計算したものとの差を知ること

　CT装置ではほとんどの装置が、X線撮影や透視装置では測定器を装備している場合に放射線の量を表示することができるようになっています。表示される数値はある程度正しいのですがCTではプリセット値が用いられ、X線撮影、透視装置ではメーカーによる設定の差があるためズレが生じます。

　その放射線の量が正しいかは自分たちで測定し計算する必要があります。

　私たちがCT装置において実際に比較してみると各装置では数％のズレがあることが分かりました。ちなみにCT装置として許容されている表示値と実測値を計算したものとの誤差は「±20％ 又は±1mGy」を超えないこと、とされています。このように自施設の正確な被ばく量を知ることは大切な事です。

【参考資料】
　JIS Z 4752-3-5:2021 「医用画像部門における品質維持の評価及び日常試験方法―第３－５部：受入試験及び不変性試験―X線ＣＴ装置」

（福住　徹）

6. 施設認定受審に向けての活動

6-4. 人体への影響を計算する

　放射線検査が人体にどのくらい影響するかを知るためには前記の結果に加えてアプリケーションを使った計算をする必要があります。

　この計算により代表的な体格での各臓器が受ける被ばく量が分かります。（※代表的な体格→同じ身長、体重、性別、人種であっても体の形、臓器の位置、筋肉の割合などは違います。あくまでもアプリでの代表的な体格データでの影響を示しています。）

　使用するアプリケーションは検査の種類によって異なります。X線の当て方が違うと計算方法が異なるためです。

　先ほど挙げたCTの装置A（胸部撮影CTDIvol：11.0 m Gy）で人体への影響度を計算すると臓器線量（各臓器における被ばく量）は、

甲状腺：2.66 m Gy 　　肝臓：17.83 m Gy
食道：13.98 m Gy 　　結腸：3.81 m Gy
乳房：17.62 m Gy 　　赤色骨髄：7.87 m Gy
肺：22.14 m Gy 　　卵巣：0.57 m Gy
　　　　　　　　　　精巣：0.02 m Gy

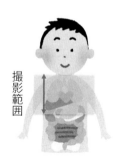

撮影範囲

となります。CTDIvolより高い線量になっている臓器がいくつか見られます。これはCTDIvolが撮影範囲1cm当たりの線量であるのに対し臓器の線量は臓器が吸収した全ての線量を示しているためです。その臓器が広い範囲で被ばくすればその分大きくなります。今回は胸部撮影ですので撮影範囲に入っている臓器はある程度の被ばくをしていますが直接の放射線を受けておらず距離も離れている卵巣や精巣がとても低い線量であることが分かります。

　発がん、遺伝的影響などの確率的影響を考える場合にはCTDIvolや臓器線量とは種類が違う実効線量というものを用います。単位もSvを使用します。先ほどの胸部CTでは8.89 m Svとなります。

これらの数値は患者さんへ説明することを考慮し検査マニュアルに載せて簡単に被ばく量が分かるようにしています。臓器線量はほとんどの臓器について計算できますが分かりやすくするため放射線による影響を受けやすい、もしくは患者さんから聞かれやすい部位を抜粋して載せてあります。

　このように医療被ばく低減施設認定を取得した施設、病院では「各装置、各検査の放射線量」「人体への影響度の算出」について知ることができますので、何か疑問点がありましたらお問い合わせください。なお認定を取得している施設でも自施設で行った検査以外を算出するのは難しいと思います。検査を行なった病院にご相談下さい。

コラム　実効線量について

　放射線被ばくの量で身近なものは実効線量（Sv）かと思います。自然界の放射線被ばくと医療被ばくの比較で使われているのをよく見かけます。

　本来、実効線量は防護に用いられ被ばくする可能性がある場所やそこで仕事をする人の発がんや遺伝への影響度を表す「確率的影響」を示す量です。その考え方を医療被ばくに当てはめたものが放射線検査の実効線量になります。メリットとして異なる検査、異なる状況での被ばく影響の比較が可能です。同じ医療被ばくでも放射線被ばくを受ける部位が異なるCT検査とX線検査などを比較する場合に用いられます。被ばく説明で伝わりやすい値です。

　デメリットとしては「大体の値」になるということです。一般的な人体データに対して放射線がどのような影響を与えるか計算した結果になるため特定の個人における被ばく影響の評価は推奨されておりません。計算に使用する各臓器の影響度もその時代の知見により変わる場合があります。仮にあなたについて計算されたとしてもその結果は「ある程度近い値」となり不確かさが残ります。

　実効線量を医療被ばくの評価に使用することは長い間、議論の対象になっており、使用する際にはいくつかの注意点が提示されています。また学会によっては使用に否定的なところもあります。

（福住　徹）

6. 施設認定受審に向けての活動

6-5. 装置を管理し放射線の量を保つ

　現在は技術の進歩により、装置の故障も起こりにくく安全度が高くなりました。しかし、放射線を用いた医療機器であるため画質、放射線の出力、機器の安全性の確認には配慮する必要があります。

　故障を防止するために、メーカーによる定期点検は半年に一回以上行っています。しかし装置を安全に使用し続けるには、定期点検に加え日常点検も欠かせません。

　そのため我々は測定の次に装置の日常管理についても見直しを行いました。

●マニュアルの見やすさ

点検漏れを防ぐにはマニュアルの作成と遵守が大切です。

　マニュアルが簡潔で見やすくないと重要な個所を見落とすだけでなく、時間もかかるため次に控えている業務に支障をきたします。

　以前の点検は下図のような点検簿に書かれた項目に沿って行うものでマニュアルなども簡易的なものでした。

　細かい指示はなく、どこまでの範囲に入っていれば合格なのかも書かれていません。慣れていない人だとチェックする対象がどこにあるかから考えないといけなくなります。

改訂したマニュアルではイラストや画像を豊富に盛り込み、必要な作業と判断基準がすぐに分かるようにしました。見やすさは事故防止に直結します。私見ですが作成者のセンスはかなり重要です。マニュアルの改訂は若い技師が主体でやってくれました。見やすく作られており文章だけのものよりチェックする部分、エラーの対応方法など具体的で分かりやすくなりました。

点検簿自体も修正し記録するマークも点検の結果により５種類に変えるようにしたためどのような対応をしたのかすぐに分かります。

点検表などは基になるテンプレートがあるので他の施設でも簡単に導入できます。

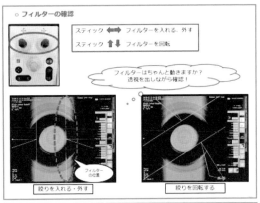

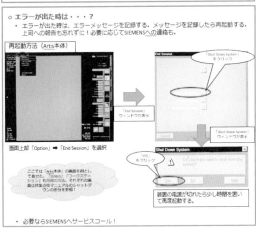

●出力の確認方法を修正

Ｘ線撮影装置、CT、Ｘ線透視装置など放射線を発生させる装置は耐久性が高いのですが一部消耗品もあり日々摩耗していきます。

各装置にはＸ線管というＸ線を発生させるシステムがあります。

Ｘ線はＸ線管の中で電子を硬い金属に当てることによって発生します。この発生する効率が非常に悪くて使ったエネルギーの１％しかＸ線になり

ません。残りは熱になります。また、X線に使う電圧は非常に高くエネルギーがあります。家庭で使用する電気は100Vですが X線に使う電気はその数百倍以上です。装置には常に高負荷がかかっているため出力がいつもと同じであるか確認することは大切です。

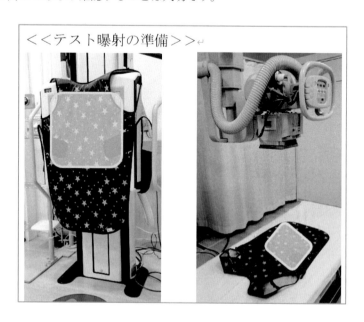

<<テスト曝射の準備>>

　以前はX線撮影の始業点検では慣らし運転（エージング）でX線を出すことにより出力確認をしておりました。現在では放射線防護衣（プロテクタ）に同じ条件でX線を照射し、変動が許容値内か確認するよう変更しました。上写真のエプロンのようなものが放射線防護衣（プロテクタ）で、置かれている台やベッドにはX線を受け取り画像にする装置が内蔵してあります。このままX線撮影をして数値の変動が許容値内であるか確認します。始業点検は短時間ですがしっかりと確認し患者さんに安全な医療を心がけています。

●いつも同じ環境か

　環境を確認することも大切です。X線装置は温度と湿度の変化に影響されます。X線撮影では照射されたX線を受光システムで受けて画像にします。30年前くらいまでは一眼レフカメラで使っていたアナログの銀塩フィルムが主流でした。時代がデジタル化に進む中でX線撮影や透視も新しい素子を使用しデジタルカメラのようになりました。

　最も新しい素子のおかげで少ない放射線量で画像化でき、その場で簡易的な画像確認もできるので現在多くの病院で使われています。しかし温度や湿度に許容範囲があり、毎日の確認が必要になってきます。

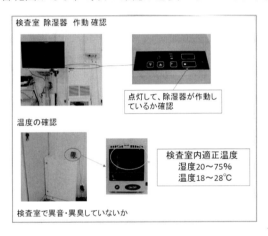

　上記はマニュアルにある温度、湿度に関する部分です。以前の点検項目では温度、湿度の許容値が明記されていませんでした。新しいマニュアルでは温度湿度計の場所、許容値が一目でわかります。湿度は予想以上に外気に影響されます。天気によって許容値を超えた事例もあったので注意が必要です。温度によってはシステムの能力が下がる可能性があるため大切な管理の一つです。

【参考資料】
　SIEMENS社　「Artis zee/Q システムオーナーマニュアル」

（福住　徹）

7. 核医学施設の管理

7-1. 核医学検査の概要

　胸部などのX線撮影やCT検査では、放射線機器からX線が照射され、体内を通過するときに生じる放射線の吸収差を利用して画像が作られます。一方、核医学検査は、直接体内に放射性医薬品を取り込むことで、体内から放出される放射線を検出して、薬の分布や集積の強度などから病気の診断をする検査です。

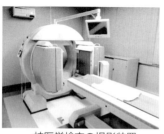

核医学検査の撮影装置
（ガンマカメラ）

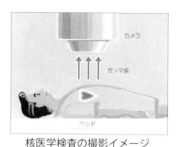

核医学検査の撮影イメージ
https://www.pdradiopharma.com/hcw/m
edsupport/imagedb/download/ より引用

図1　核医学検査の装置（ガンマカメラ）と検査イメージ

　放射性医薬品は、放射性という核種の性質と医薬品という性質の2つの特性を有しています。求められる条件としては、一定の臓器に選択的に集積する、または一定の臓器の生理機能を反映する性質を有しているということです。さらに、医薬品として使用できるためには安全で、投与しても副作用がない、または少ないものでなければなりません。

　使用する放射性医薬品の量はごく少量です。また、元々体内に存在する成分または元素を使用しています。例えばタリウム、カルシウム、たんぱく質などに放射性物質を付けて（標識）使用しますので、放射性医薬品による副作用はほとんどありません。安心して検査を受けることができます。

　例えば心筋シンチグラフィ検査では、血管内に投与された放射性医薬品

が血流に乗って心臓の筋肉（心筋）まで到達した後、心臓を栄養する冠動脈の血流量を反映して正常な心筋細胞に取り込まれます。冠動脈に狭窄や閉塞などが起こると血液の流れが悪くなり正常な心筋に比べ集積の低下が見られます。この心筋細胞へ血液の取り込みを評価するのが心筋シンチグラフィの主な目的です。

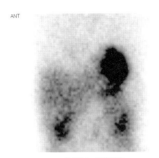

心臓への集積

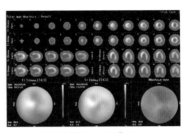

心筋血流シンチグラフィ

図2 塩化タリウムの体内集積画像と心筋血流シンチ検査の実際

Note

放射性医薬品とは、診断もしくは治療に用いられ、放射性核種により標識された化合物のことです。放射能の強さは単位時間内に崩壊する原子核内の個数（Bq：ベクレル）で表します。一般的に成人の骨シンチグラフィ検査では ^{99m}Tc という核種で標識された740MBqの放射能量を投与します。原子核内で1秒間に 740×10^6 個の崩壊が起きています。半減期は約6時間となり1日経過すると体内からほとんど放射線は検出されなくなります。

診断目的では、体内で透過力（飛程の長い）の強いガンマ線が利用されます。一方、治療目的では、飛程の短いベータ線やアルファ線などが利用されています。目的に応じて最も適した放射性医薬品を使用しています。

（山本 進治）

7. 核医学施設の管理

7-2. 放射性医薬品の投与量決定

　放射線医薬品を投与する量は、厳格に定められています。多くの施設では、DRLs2020や関係学会のガイドラインを参考に投与量を決定しています。検査の質を担保しながら可能な限り少ない放射性医薬品の投与量としています。

　日本診療放射線技師会の事業である医療被ばく低減施設認定では審査時に帳簿の書面の確認と、訪問審査では、施設に出向き現場の管理状況を確認しています。

　放射性医薬品の放射能量は時間とともに減少していきます。検査に必要な投与量は体重により変わってきます。例えば平均体重を70Kgとすると、50Kgの患者さんと100Kgの患者さんでは検査で必要とする投与量は変わります。

表1　成人標準体型の投与量の参考値

検査	製剤	成人の投与量　[MBq]
骨	^{99m}Tc-MDP・^{99m}Tc-OHMDP	950
脳血流	^{99m}Tc-ECD	800
	^{123}I-IMP	200
甲状腺	^{99m}TC-O$_4^-$	240
肺換気	^{81m}Kr-gas	200
心筋血流	^{201}Tl-chloride	120
	^{99m}Tc-tetrofosmin	1200
肝機能	^{99m}Tc-GSA	260
腎動態	^{99m}TC-MAG$_3$	380
腫瘍・炎症	^{67}Ga-citrate	120

日本の診断参考レベル（DRLs2020年版）より改定引用

内部被ばくをともなう特殊な検査に対して安全側に立ち根拠に基づき患者さんに合わせた適正量を投与しています。我々、診療放射線技師をはじめ検査に携わる放射線科の医師、担当医と相談しながら検査を実施しています。

小児核医学検査では、特に慎重な投与量の管理が行われています。大人に比べて小児では成長にともない体重などの変化が大きく、必要に応じて放射性医薬品の投与量を増減量する必要があります。

表2　小児骨シンチグラフィ投与量の参考値

体重（Kg）	体重別係数	基本量（MBq）	投与量（MBq）
3	1.00	35	35.0
6	1.71		59.9
10	2.71		94.89
20	4.86		170.1

小児核医学検査適正施行のコンセンサスガイドライン 2020 より改定引用

表3　小児腎動態シンチグラフィ投与量の参考値

体重（Kg）	体重別係数	基本量（MBq）	投与量（MBq）
3	1.00	34	34
6	1.47		50.0
10	1.94		66.0
20	2.88		97.9

小児核医学検査適正施行のコンセンサスガイドライン 2020 より改定引用

Note

実投与量の管理とは、投与する時間の放射能量を投与量として記録することです。多くの病院では放射性医薬品を専門の製造医薬品メーカーから購入します。それらは規格に沿ったものですが、薬品を投与する時刻が異なれば患者さんの体内に入る放射能も異なります。検査の目的や検査時間等様々な状況を考慮して検査に用いる放射線の量を決定する必要があります。これが実投与量管理で、患者さん一人ひとりの記録を行っています。

（山本 進治）

7. 核医学施設の管理

7-3. 核医学検査の被ばく低減

　放射性医薬品を体内へ取り込むことで、「放射能が残るのではないか、被ばくが心配だ」と思うのはごく自然なことです。このような不安を和らげるために施設で行われている核医学検査の取り組みについて説明していきます。

　放射性医薬品は、血管、消化管、気道などから体内に取り込まれ目的の臓器に集積するように調整されています。

体内の検査薬はどうなりますか？

注射により体内に入った検査薬は、2〜5時間で骨に取り込まれたあと、徐々に血中に戻り、最後には腎臓で尿となり体外に排泄されます。放射線も1日後にはほとんど消失します。

骨シンチで受ける放射線の量は？

宇宙から来るものや温泉や鉱山からのものなど身の回りの自然界にも放射線は存在します。1年間にこれら自然界から浴びる放射線の量を1とすると、1回の検査ではその1/5〜5倍くらいです。このようなことから日常の検査に安心して使われています。

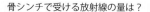

https://www.pdradiopharma.com/hcw/medsupport/imagedb/download/ より引用改変

　骨シンチグラフィ検査では投与された放射性医薬品のすべてが骨へ集積するわけではありません。血液中に残った薬は主に腎臓でろ過され尿として体外へ排泄されます。図1で示した骨シンチグラフィの写真は、白黒の濃淡で示されていますが、黒色の強いところほど薬が集まっていることになります。矢印に示した部分は尿として膀胱に溜まった放射性医薬品です。右の画像は排尿後に撮影された画像ですので膀胱に溜まっていないのが分かります。患者さんへ排尿をお願いすることは膀胱に溜まった薬品からの被ばくを低減することに繋がります。

　図2で示したガリウムシンチグラフィ（腫瘍や炎症検査）では、左側の画像で矢印に示した部分は便に混じって大腸に溜まった放射性医薬品です。左の画像では下剤による排便後に撮影されて画像ですので大腸に溜まっていないのがわかります。患者さんへ排便をお願いすることは大腸に

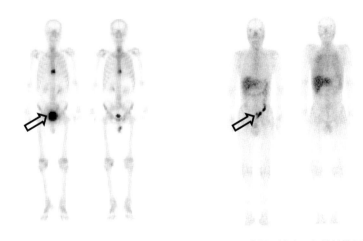

尿として膀胱に溜まった放射性医薬品　　便として大腸に溜まった放射性医薬品

図1 骨シンチグラフィ検査　　**図2 ガリウムシンチグラフィ検査**

溜まった薬品から被ばくの低減に繋がります。

　目的の臓器に集積するための前処置や排泄経路を考慮した被ばく低減では、上図のように膀胱に溜まった尿や腸管に停滞した便は、診断の妨げになるのに加えて無用な被ばくとなります。そのため患者さんの状態で許される範囲でこれらを取り除きながら検査を行う必要があります。また目的の臓器以外にも多少なりとも集積があるため、これらの臓器への集積を低減させるために前処置が必要となる場合があります。運動や食事をすることで目的の臓器以外に集積する場合もあります。例えば心筋血流シンチグラフィで使用する塩化タリウムは血管を流れているので全身の血流量を反映します。そのため食事を摂取することで腸管への血流が増え相対的に心筋への血流に変化が生じてしまいます。また骨シンチグラフィでは、強度の運動をすると筋肉への集積が起こりやすくなり、目的である骨への集積に変化が生じます。患者さんには事前に十分な説明を行って理解をしてもらう必要があります。

（山本 進治）

7. 核医学施設の管理

7-4. 核医学施設の管理

　核医学施設では放射性医薬品を使用するため施設の管理も重要な取り組みとなります。検査の目的に応じて、液体・気体・個体状の放射性医薬品を使用します。放射線は人間の五感で分からないため、少量の使用であってもしっかりと管理することが求められます。

　施設内での環境は常に放射線の量がモニタリングされています。患者さんや従事者が検査を行うために空気中の放射能濃度に変化がないか、放射性医薬医薬品を取り扱う室（管理区域）から区域外へ出るときにスリッパなどに放射性医薬品が付着していないかなどの確認も行っています。また検査室から施設外へ排気される空気や排水される水が法令で定められている放射能濃度を超えていないかなどを常に監視しています。

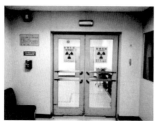
核医学検査室の入口

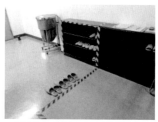
スリッパへの履き替え

図1　核医学施設の管理の入り口での入室制限と専用のスリッパの一例

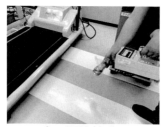
床の汚染検査

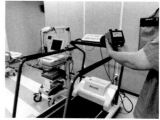
検査室内の放射線量測定

図2　施設内での放射線量の確認と床などの汚染検査の実際

88

日本診療放射線技師会による医療被ばく低減施設認定では、このような核医学施設の検査業務が法令に遵守されているか、施設内で組織としての管理体制が整えられているか、また患者さんの視点から放射性医薬品を扱う検査などに対して、誤解や不安を持たれないような取り組みが行われているかなどを確認しています。同業である診療放射線技師のサーベイヤーが各施設の検査業務をチェックしているわけです。これは良いことで、細かなところまで目が行き届き、また相互に意見を取り交わすことでより良い施設運営になることが期待されています。

Note

　放射線の防護・安全に関わる環境の放射線管理の目的は、放射線障害の防止と公共の安全確保です。前者は放射線を取り扱うスタッフの作業環境の管理、後者は公衆の生活する一般環境の保全のための管理です。

　作業環境の管理は、病院などでの放射性医薬品を取り扱う区域とその境界の放射線管理です。注意が必要と分かるような標識や境界線の設置や、放射能を測定する装置の設置などです。また、スリッパなどを用意することで、放射線の汚染が外に広がらないようにする対策もあります。2014 年 9 月には日本核医学医学会より患者さんの核医学診療施設の入退出に係わる安全確保に関するガイドラインが示されています。内容を要約すると、測定器などを用いて日常的に放射線管理を行うこと、また汚染が確認された場合には事前に定められた手法にて適切に除染処理を行える体制を確保することなどが記載されています。

　一般環境の保全は、公衆の生活圏の境界における線量が、法令で定められた公衆の被ばく限度（1mSv/ 年）を超えないようにすることです。そのため、定期的に放射線を取り扱う区域に限らず病室や敷地の境界など様々な場所について専用の機器を用いて放射線の測定、記録管理を行っています。

（山本 進治）

8. 漏えい線量測定

　放射線を取り扱う事業所において、外部放射線に係る線量等が法令に定める限度を超えるおそれのある場所を「放射線管理区域」として不必要な立ち入りを禁止しています。ここではX線室やX線CT室を前提として説明していきます。

　X線室は、内視鏡室や超音波室など他の検査室と違って「放射線管理区域」として閉鎖された空間であり、患者さんにとっては見慣れない機器類が設置されており独特な雰囲気があります。放射線自体への不安からX線撮影室では壁や床などが影響を受けて常に微量の放射線を出しており、撮影室内に立ち入るだけで被ばくをするという誤解もあります。

　X線はスイッチのオン・オフにより電気的に発生させており、スイッチをオンにしない限り発生しません。さらにX線検査レベルでは、放射線は物質に残留することはなく、撮影室内に常に放射線が漂っていることもありません。しかし、放射線検査が行われている時に自分が外待合や同じフロアにいて被ばくしていないか不安に感じたことはありませんか？

　X線撮影室の扉や壁は鉛などによりX線の透過を防ぐ構造になっており廊下や外部への放射線の漏れも考慮されています。また撮影室の上下階についても同様に配慮されています。

　X線撮影室から放射線の漏れがないかどうかについては医療法施行規則等の関係法令により測定義務が設けられており安全に管理されています。

　実際を模して放射線を照射し、放射線検査が行われている部屋の扉や壁、窓など放射線の漏れが発生しやすいと考えられるような部分に図1のような電離箱式サーベイメーターという放射線測定機器を使用して実測することで、放射線が撮影室から外に漏れていないかを測定する方法があります。

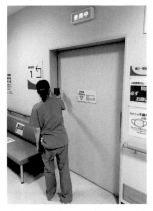 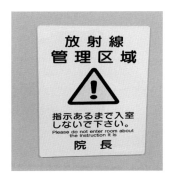

左の写真は、扉の隙間からの漏れがないかを確認しているところです。
右の写真は、放射線管理区域を示す標識です。

図1　漏えい線量測定の様子と標識の一例

　また図1で示した方法と併せて空間線量を測定する機器を扉や壁、窓に設置することで環境測定を行い、放射線が撮影室から外に漏れていないか確認する方法もあります。

　「放射線管理区域」は図1の右図のような標識によって明示しています。病院によっては内視鏡室などにX線装置を配置している場合がありますが、このような標識が掲げてあることがほとんどです。

　X線CT室では、X線撮影室に比べ高出力のX線を使用し検査を行っています。そのため、X線撮影室に比べてX線CT室の扉や壁、窓の鉛などの遮へい物を厚くしている構造になっています。

　最近のX線CT装置では、従来のX線CT装置よりさらに高出力のX線を使用し検査を行っているため、既存のX線CT室の遮へい物の厚さで法令で規定されている「放射線管理区域」を担保することができているか確認が必要です。

●放射線機器装置導入前のチェック

　放射線装置を導入する前の安全確認も重要です。そこで装置設置前にあらかじめ施設構造が放射線を防護できるレベルにあるのか計算をして評価しています。これを「遮へい計算」と呼び、当該装置の使用状況や室の構造などをもとにこの計算を行うことで「放射線管理区域」の漏えい線量をある程度推測することができます。遮へい計算書の一例を図2に示します。

　装置更新時や新規で装置を導入する際には、設計段階で推定される漏えい線量を算定することで、室に必要な鉛、コンクリートなどの遮へい物の厚さを検討、決定することができます。また、装置設置後には、図1のように実際に測定することで放射線管理区域の安全確認を行っています。

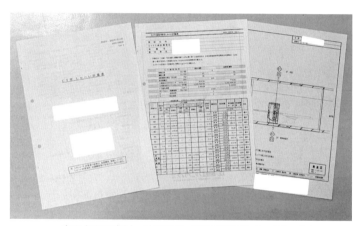

左から順に表紙、計算結果、施設構造図となっています

図2　遮へい計算書の一例

　経年劣化により扉や壁、窓の隙間などからX線の漏れが発生してしまうこともありますが、決められた期間ごとに漏えい線量を測定することで早期発見につながり法令に準じた対応をとることができます。漏えいの程度によっては扉や壁、窓などの補強工事を行うなどして安全の確保に努めています。

第3章

医療被ばく低減施設認定

Note：放射線管理区域についての法令詳細

X 線室などにおける「放射線管理区域」は、外部被ばくによる実効線量が 3 ヶ月当たり 1.3mSv を超えるおそれのある場所とされています (医療法施行規則第 30 条の 16、第 30 条の 22、第 30 条の 26)。
「病院又は診療所内の人が居住する区域」、「病院又は診療所の敷地の境界」、「病院又は診療所内の病室」についてそれぞれ医療法施行規則で定められており、「放射線管理区域」や「病院又は診療所内の病室」では、外部被ばくによる実効線量が 3 ヶ月当たり 1.3mSv となり、「病院又は診療所内の人が居住する区域」や「病院又は診療所の敷地の境界」では外部被ばくによる実効線量が 3 ヶ月当たり 250 μSv となっています。

コラム　医療被ばく低減施設認定での安全管理

　医療被ばく低減施設認定においては医療被ばく相談や線量管理という部分に着目しがちですが、施設の安全管理という視点も重要な事柄です。
　本項ではその一つである漏えい線量測定や遮へい計算について紹介しました。なぜこのような項目が重要であるかというと、放射線は漏れがあったとしても気がつかないものです。そのため漏えい線量測定や事前段階での遮へい計算などステップを踏むことが安全性の担保として非常に重要です。　このため、医療被ばく低減施設認定の審査では放射線安全管理の一つとして漏えい線量測定などが審査項目として上がっています。また、放射線管理区域の境界だけでなく、病院又は診療所の敷地における測定なども重要で実施の有無を確認しています。
　我々診療放射線技師が漏えい線量測定を継続し行っていくことが皆様のの安全を守ることに繋がり、その地道な取り組みこそ、医療被ばく低減施設として模範となる取り組みであり、安全に管理されている施設だからこそ、皆様により安心・安全な医療を提供することができると言えます。

（宮川 朋之）

9.　医療被ばく低減施設認定の現状

9-1.　日本放射線公衆安全学会の取り組み

　日本診療放射線技師会（JART）は、1947 年の発足以来、会員に向けた生涯教育の中で「医療被ばくとその影響」、「放射線管理」などの新しい情報と知識の普及・啓発を行っています。1996 年には、医療施設における放射線関連機器の性能維持と安全性を確保し、良質かつ適切な医療サービスの向上に努める放射線機器管理士を認定し、1999 年には医療施設における放射線管理に貢献できる人材として放射線被ばくから国民の安全の確保に努める放射線管理士を認定しています。

　第 1 章で述べたように、2000 年には適正な放射線診療のために「医療被ばくガイドライン（患者さんのための低減目標値）」を会告しました。さらに 2006 年には放射線診療の進歩発展に伴い「放射線量適正化のための医療被ばくガイドライン」を発表し、具体的な低減策を提示しました。JART では、これらの医療被ばくに関する事業を具体的に実践するために、日本放射線公衆安全学会と日本放射線カウンセリング学会を認定し、医療施設での医療被ばく低減を検証するための「医療被ばく低減認定システム」を日本放射線公衆安全学会に、国民に医療被ばくに伴う健康影響の情報を正しく広報できる「医療被ばく記録手帳」を日本放射線カウンセリング学会に研究委託しました。

　医療被ばく低減を実践することについては診療放射線技師が責任を持つことが当然であり、その活動を実践することにより国民から信頼される医療職種としての役割を明確にしたのです。本学会が報告した「医療被ばく低減認定システム」はトライアルを経て、2007 年より「医療被ばく低減施設」認定事業として開始されました。

　医療機関が医療被ばく低減施設として認定を受審する手順を図 1 に示します。施設の管理者（病院長）より受審申込書が提出され、受理されると図 2 に示す第 1 領域（行為の正当化）と第 2 領域（放射線防護の最適化）について自己評価による詳細な書面審査が行われます。書面審査に合格す

ると、サーベイヤーによる訪問審査が行われます。サーベイヤーは医療被ばく低減施設に勤務している会員で、放射線機器管理士、放射線管理士の認定資格があり、組織・臓器線量評価等の医療被ばく低減に関する知識を有している者と評価基準に統一性が図れるように定められています。

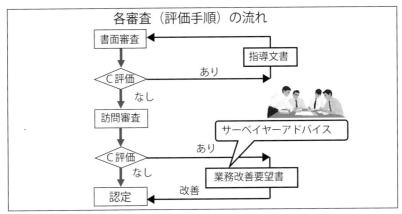

図1　医療被ばく低減施設の認定手順

医療被ばく低減施設認定　評価項目

第一領域　行為の正当化	第二領域　放射線防護の最適化
検査依頼の適切性	診断参考レベル（DRL）
臨床上の適用判断	医療被ばくの把握・管理
インフォームド・コンセント	特殊検査の的確な実施
通用判断の評価とフィードバック	治療患者のマネージメント
医療被ばく低減のための組織	医療被ばく低減の取り組み
病院全体での取り組み	患者情報の確認
病院職員等への啓発	放射線防護の最適化の恒常的実践
医療従事者等の知識	放射線関連装置の保守管理
患者さんに対する啓発	
放射線防護関係法令の遵守	

図2　医療被ばく低減施設認定の評価項目

【参考資料】

諸澄邦彦．医療被ばく低減施設とは何か－その概要と意義－．月刊新医療．2013，no.463，p.120-123.

（諸澄 邦彦）

9-2. 医療被ばく低減施設認定に期待されること

2022年2月17日に開催された第208回国会予算委員会第五分科会の議事録を見ると、自民党の畦元将吾議員の質問と厚生労働省側の答弁が記載されています。一部抜粋すると、「……放射線被曝低減に取り組む医療施設を拡大して、患者さんの検査による医療被曝を極力低減するためにも、（中略）施設や担当者が被曝線量管理、統計分析をして、被曝線量低減に意欲を持って対応できるような厚労省の今後の取組を御検討していただきたいと思っております。」

このように、2020年の医療法施行規則の改正について「患者さんの医療被ばく低減」と説明されています。国会の議論では「医療被ばくの最適化」の言葉ではなく、明確に「医療被ばく低減」と語られ、市民感情と同様に「医療被ばく低減」が医療法施行規則の改正目的と運用であると議論されているのです。

第208回国会予算委員会第五分科会の議事録詳細：
https://www.shugiin.go.jp/internet/itdb_kaigiroku.nsf/html/kaigiroku/003520820220217002.htm

日本診療放射線技師会（JART）では、2020年の診療報酬改訂までに、各県5施設、全国で250施設の認定施設を目標としましたが、新型コロナ感染拡大防止を目的に、施設認定の申請があった施設の訪問審査が中止されました（2021.10.07 JART お知らせ）。その後、訪問審査に代わり一部オンライン審査の併用が開始されています（2022年8月）。

医療被ばく線量の最適化は診療放射線技師が責任を持つのが当然であり、その活動を実践することで専門性への信頼が高まります。そこで国民に信頼される放射線診療を提供するには、適切な検査法を決定するなどの放射線診療の質の維持・向上のために技術的な支援を行うこと、診療目的に即した照射条件の最適化や放射線機器の品質管理を行うこと、患者さんに対し検査に関する適切な説明により不安の軽減を行うことなどが求めら

れています。これら全ての行為が標準に達していることが確認できた施設を公益社団法人である日本診療放射線技師会が認定し、公表することにより、国民が安心できる放射線診療を提供することが可能となります。

　また日常的に医療被ばくの適正化を実践している医療機関（病院など）が、この認定に向けて準備を行うことで改めて医療被ばく低減への取り組みを振り返る機会となります。国民に「医療被ばく低減（医療被ばくの適正化）」という新たな情報を提供することができ、結果として医療提供側の信頼と患者さん側の安心という双方に大きなメリットがあります。

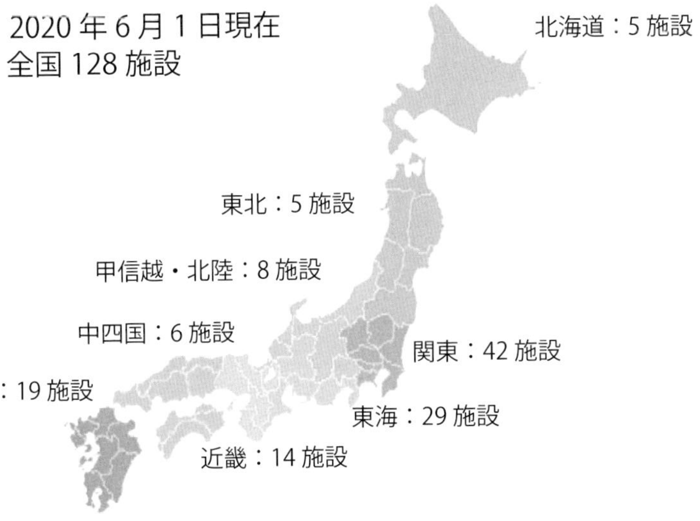

2020 年 6 月 1 日現在
全国 128 施設

北海道：5 施設

東北：5 施設

甲信越・北陸：8 施設

中四国：6 施設

九州：19 施設

関東：42 施設

東海：29 施設

近畿：14 施設

図 1　医療被ばく低減施設の地域別認定数
（日本診療放射線技師会の資料より作成）

【参考資料】
　木村由美. 医療被ばく低減施設認定について. 日本診療放射線技師会雑誌. 2020, vol. 67, no. 815, p. 977-987.

（諸澄 邦彦）

第4章

医療法施行規則の改正を受けて

1-1.「レントゲン手帳」って何ですか？

　医療法施行規則の一部を改正する省令が、2019年3月11日に公布されました。それに合わせて、「医療法施行規則の一部を改正する省令の施行等について」と題する文書が、厚生労働省医政局長から通知されました。

　通知とは改正の要点及び施行にあたり注意すべき事項として診療用放射線に係る安全管理体制について解説したものです。具体的には、①診療用放射線に係る安全管理のために責任者を配置し、②診療用放射線の安全利用のために具体的内容を文書化した指針を作成することなどがあります。その指針の中で、「医療従事者と患者さん間の情報共有に関する基本方針」があります。

　患者さんが知りたい内容としては、検査目的と、どのような検査をするのか、その検査は痛いのか、そして検査結果についての説明などが主だと思いますが、放射線検査で受ける「医療被ばくの影響」もあります。「被ばく線量はどれぐらい」、「その被ばく線量で将来がんが発生することはないですか」、「妊娠中ですがお腹の子どもに影響はないですか」など、気になることはたくさんあります。

　そのような質問を受けた時に、検査を指示した医師と、検査を行った診療放射線技師と、入院中であれば病棟の看護師が、被ばく線量について、同じ数値で具体的に説明しなければなりません。これが、「医療従事者と患者さん間の情報共有」の一例といえます。

　CT検査を受けるとき、前もって「肺のCT検査をします」と説明されていれば胸部CT検査だと分かります。具体的な説明もなく、検査寝台ごと大きな機械の中に頭から入って行き「はい、息を吸って止めてください」と言われたとき、頭のCTか胸のCTか分からないと思います。そのような放射線検査に関する記録形式のひとつで、日本診療放射線技師会（JART）が2005（平成17）年から一部の病院で運用しているものです。

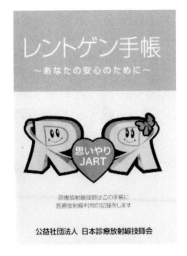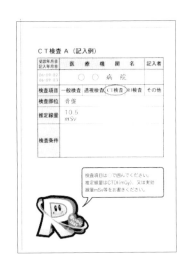

図1　レントゲン手帳の表紙とCT検査の記入欄

　日本診療放射線技師会に寄せられる被ばく相談で多いのが、「CT 検査の被ばく線量は多いと聞くのですが大丈夫でしょうか」という内容です。この質問だけだと、検査部位はどこで、造影剤を使ったのか、初診時だけなのか、それとも手術後に定期的に検査を受けているのかが分かりません。部位別の CT 検査の被ばく線量とその影響については別の項で説明しますが、このように放射線検査における「医療従事者と患者さん間の情報共有」に必要な記録の一例です（図1）。

　他の病院に通院する時にも、このレントゲン手帳があれば異なる部位（頭部、胸部、腹部など）でも一冊の記録として持ち歩けます。放射線診療従事者が真摯に受け止めるべき問題は、わが国が他国と比べて放射線診断の検査頻度が最大であるということです。正当化、最適化とともに患者さんの求める情報公開が必要だと思います。

【参考資料】
　本田憲業，熊谷和正，諸澄邦彦．座談会「個人の医療被ばく記録への提言－医療放射線利用の正しい認知に向けて－」．日本診療放射線技師会雑誌．2005，vol. 52，no. 637，p. 2247-2252.

（諸澄 邦彦）

1-2. レントゲン手帳の利用経験

実際にレントゲン手帳を運用してきた施設も多くあります。

私が勤務しているクリニックでは、まずレントゲン手帳の告知のために待合室や廊下にポスターを掲示し（図1）、ホームページでもレントゲン手帳が利用可能であることをお知らせしました。また、クリニック内で維持透析を行っている患者さんにはお知らせのプリントを配布し、2021年10月末までにご希望のあった20名を超える方にレントゲン手帳をお渡ししました。

運用していくにあたっては、医療従事者への周知を図り、検査の被ばく線量については専用ソフトであらかじめ標準的な値を算出し（施設によっては実験で実測した値を算出）、一覧化して手帳への記入と返却がスムーズにできるよう体制を整えました。

お薬手帳と同じA6判サイズであり、使い勝手に特に不満はないという方が大半で、ほとんどの方が検査のたびに手帳を提示し

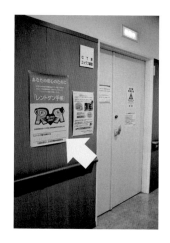

図1　廊下にレントゲン手帳や検査に関するポスター（矢印）を掲示。

てくれました。検査前に預かり、検査後に記入して返却します。「お預かりしますね」、「お願いします」、「今日の撮影の分、記入してあります。手帳をお返ししますね」といったようなやりとりが少なからずあり、手帳を通じて患者さんとの接点も増えました。診療放射線技師の存在も身近に感じられたのではないでしょうか。

利用者からは、「管理して安全に検査できるようにされているから任せられる」という声をもらうとともに、「これだけ放射線の管理を要するということは、被ばくの影響はあるんだなと思ってしまう」、「放射線は目に

第4章　医療法施行規則の改正を受けて

見えないし、実感できない。一般市民はこういった情報に頼るしかないな」といった声も聞かれました。私たちも「正確な」情報をこうした手帳などを通じて一般の方々に積極的に発信することが大切であると感じています。

図2に示すように、レントゲン手帳には撮影した部位や被ばく線量、撮影条件（管電圧や管電流の値など）を記録します。皆さんはいつ、どんな検査をしたか覚えていますか。ぱっと答えられたら問題ないのですが、記憶が曖昧なこともあります。もし、最近他の病院で同様の検査をしていた場合は、繰り返しの撮影は必要なのか、被ばくを伴わない他の検査（超音波検査やMRI検査）

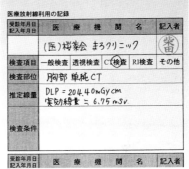

図2 レントゲン手帳には、日時や撮影内容、放射線線量などを記録する。

に代用できないかなどを検討することがあります。手帳の情報は、検査を依頼する医師や、撮影を行う技師にとっても有用な判断材料となります。私も他院で記されたレントゲン手帳を見たことがありますが、「この患者さんは○○病院で、こんな撮影をしてきたんだ。じゃあ今回のこの撮影は問題ないな」と判断できるため、とてもありがたい記録です。

この手帳1冊で、患者さんが受けた検査の内容を把握できること、放射線検査について相談するときのツールとしても利用できることはとても良い点だと思います。「放射線に対する漠然とした不安」を抱えずに安心して検査を受けられる環境づくりがこれからも大切になってくると思います。

（柴田　歩）

1-3. 医療被ばく線量の記録は、他の国でも行っているのですか？

　国際原子力機関（IAEA）は放射線安全基準の中で、2001 年に患者さんの放射線防護に関するプログラムを確立し、ラジオロジー（ISR）、医学物理（IOMP）、核医学（WFNMB）、放射線技師（ISRRT）、放射線防護（IRPA）そして放射線腫瘍学（ESTRO）の分野など、多くの国際機関と専門的団体が関わる国際アクションプランを立ち上げました。

　その中で、患者被ばくを追跡するための電子健康記録の発展は患者さんの便益に役立つとしています。責任を有するイメージング団体（例えば、病院のような医療機関、通院患者のクリニック）では、個々の患者さんの医療被ばくを追跡する方法を用いる責任を有するとしています。

　国際原子力機関（IAEA）では、2006 年から患者さん個人の被ばく線量の記録を目的とした Smart Card/Smart Rad Track プロジェクトがあります。図1に示すようなカードに放射線診断の種類と線量に関する記録をするか、もしくはカードをアクセスキーにするイメージです。

　米国放射線専門医会（ACR）では、REM（Radiation Exposure Monitoring）を用いて、DIR（Dose Index Registry）と命名された電子登録システムと解析結果配布サービスを 2011 年から運営しています。欧州には患者さんの医療被ばく歴に関する規制が存在する国もあります。ドイツで一部使用されている X-ray record card を図2に示します。

　2020 年4月から医療法施行規則の一部改正が施行されて、医療放射線の安全管理が義務化されました。IAEA の Smart card project の構想は、個人が持つ物理媒体（記録機能つきカード）から、PHR（Personal Health Record）での記録に移行するものと予想されます。PHR で扱われる内容は、紹介状、診断書、退院時サマリ、各種レポート（検査レポートや画像レポート）、臨床検査結果、画像、薬の処方等が想定されています。個人の医療被ばく履歴が本人により確認できるようになります。

第4章 医療法施行規則の改正を受けて

医療放射線利用が適正に行われるためには、国民が放射線量とその影響について正しい認識を持つ必要があります。被ばく線量を知りたいという患者さんに対する情報公開と医療従事者との情報共有としてのツールです。

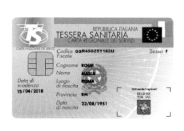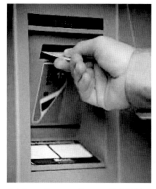

図1　IAEA Smart Card/Smart Rad Track project の想定

引用：J-RIME 会議（2011 年 6 月 23 日）赤羽恵一氏資料「IAEA Smart Card/
SmartRadTrack Project」

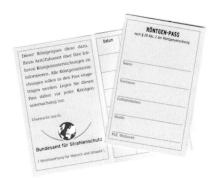

図2　ドイツの X-ray record card

引用：J-RIME 会議（2011 年 6 月 23 日）赤羽恵一氏資料「IAEA Smart Card/
SmartRadTrack Project」

【参考資料】

　・本田憲業．一核医学医の思い出：核医学の普及をめざして．Isotope
　　News．2023，no. 786，p. 46-50.
　・諸澄邦彦．Smart Card / Smart Rad Track Project について．日本診
　　療放射線技師会誌．2013，vol.60 no.726，p. 66-68.

（諸澄 邦彦）

2-1. X線透視での手指被ばく防護

　放射線診療従事者が職務上受けるすべての放射線被ばくを職業被ばくといいます。これは、業務上受けるすべての被ばくを含むことになります。放射線診療従事者は職業被ばくで、手指が体幹部より多く被ばくする場合があります。例えば、X線を用いた透視の検査や手術を行う際に、X線が当たるところの近くに術者の手指がある場合や、核医学検査で用いる放射性医薬品の標識作業などが考えられます。このような場合では、手指の被ばくを正確に把握するために、手指に直接装着できるリング型の線量計を装着して、行うことが求められています。手指線量計の測定結果の値から、被ばくの低減を考えるのも放射線診療従事者の重要な役目です。

　ここからは、手指の被ばく低減について考えていきます。X線を用いた手技で手指への被ばくが多くなる原因として、術者の被ばくに対する関心や知識が少ないことが考えられます。そのため放射線防護具や線量計の装着の頻度が少ない場合が見受けられるので、手技を行う術者に対して被ばくによる放射線障害の知識と防護の重要性について指導や教育を行うことが重要です。

　手指被ばくの測定値が高くなる原因としては放射線を出している際に、手技を行うことが考えられます。例としては下肢血管のカテーテル治療や、整形外科の手術で骨に対して金属などを挿入する際に、X線を用いて、手術部位を観察しながら手技を行った方がより正確に遂行できます。しかし、図1に示されているようにX線を出している最中に術者の手指がX線を当てている範囲に入り込み作業を行うと、X線が直接当たっている手指の被ばくは増えてしまいます。さらにこのような手技を多く行う術者にとっては累計の被ばく線量は必然的に高くなります。手技を行う術者には、X線が直接当たっている場合に手技をする際の被ばく線量と、X線が直接当たらないように手技を行った場合の被ばく線量にいかに差があるかを示し教育する必要があります。さらに介助に入る看護師などの他の医療従事者

たちにも被ばくに対する理解をしてもらい、術者が熱中して手技を行ってしまってＸ線が直接当たっている場合には、一緒に入っている看護師などが被ばくに対して注意喚起を行えるような作業環境を作り上げることも重要です。

　放射線診療従事者にできる手指への被ばく低減は他には、先ほども述べたように直接Ｘ線に当たる部分を減らすことで大幅に被ばくを減らすことができるため、手技に必要な範囲を見極めてＸ線が当たる範囲を広げすぎず、適切な範囲に絞ることで可能です。この他にも体の大きさや目的部位に応じたＸ線の出力条件を作成してＸ線の線量の最適化を行うことも重要です。

　それでも手指の被ばく線量が高くなるようであれば、現在では放射線防護用の手袋も開発されており、使用も検討する必要がありますが、手袋の使用は術者にとって手技が行いにくくなるため、導入については術者との話し合いでしっかりと検討する必要があります。

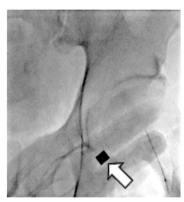

下肢血管のカテーテル手技

左鼠径部透視中に
術野に入り込む術者の
左手と装着された
リング型手指線量計

図１　リング型手指線量計の装着例（Ｘ線を用いた透視手技）

【参考資料】
　二ッ谷浩一郎. 医療従事者が押さえておくべき放射線の身体影響と日本の職業被曝の現状. 整形・災害外科. 2021, vol. 64, no. 6, p. 727-733.

（茂木 大哉）

2. 放射線診療従事者の手指被ばく防護

2-2. 核医学検査での手指被ばく防護

核医学検査での手指被ばく低減について考えていきます。核医学検査で用いる放射性医薬品は、文字通り医薬品から放射線が放出されているため、取り扱う際に注意が必要です。放射性医薬品を取り扱う放射線診療従事者の行う作業として、放射性医薬品の標識作業があります。標識とは放射線を出す薬と、検査目的に合った部位に集まるように作られた薬を合わせて、検査に適した放射性医薬品にする作業です。放射線医薬品の容器や投与するための注射器などを扱うため手指が放射線医薬品の近いところで作業することになるので、手指への被ばくが高くなる可能性が考えられます。

標識作業での被ばく低減としては、外部被ばくの低減3原則である距離・遮へい・時間に則って考えていきます。まず標識作業での時間は、短時間で作業を行うことが被ばく低減には重要です。短時間で作業を行うためには実際に放射性医薬品を取り扱う前にコールドランと言われる、水などを使用した放射線の出ない状態で標識作業の練習を行い、自身の作業効率を考えてなるべく短時間で行えるような動作を身に着けておきます。さらに必要な放射性医薬品の投与量なども事前に把握しておきスムーズに作業することが必要です。

防護の距離に関しては、放射性医薬品を直接近くで触れることを避けるために、使用用途に応じてピンセットを用いて放射性医薬品からなるべく距離をとって作業することが重要となります。

遮へいに関しては、放射性医薬品が入っている容器自体を、放射線を遮へいできる鉛シールドの容器に入れて作業を行います。さらに放射性医薬品を投与する際に使用する注射器にも専用の鉛シールドを装着した状態で作業を行うことで、放射線の手指被ばくを最小限に抑えることが可能です。

核医学検査の標識作業を行う放射線診療従事者には体幹部と比較して手指への被ばくが高くなることが考えられるので、図1で示すようにリング型の線量計を装着して作業を行っています。当院でも核医学検査で標識

作業を行う従事者にはリング型線量計が配布されていて、月毎の手指被ばく線量を確認できるようにしています。医療法施行規則の規定で手指の線量限度は年間 500mSv と決められています。当院での標識作業を担当している従事者の、リング型線量計の測定結果を照らし合わせてみて、平均年間 5mSv 程度であり、線量限度と比較して極めて低い値となっています。これは従事者が防護の重要性や、放射線医薬品の取り扱いに対する知識をしっかり持って従事していることで、被ばくを最小限に抑えられていると考えられます。他に被ばく低減の工夫として、1 人が専門で行うのではなく、数人で分担して標識作業を行うことで、1 人あたりの被ばく線量を低減することにつながります。

　放射線診療従事者は被ばくに対する意識が大事なので手の先まで、被ばくに対する意識を医療従事者全員で持つことが重要です。

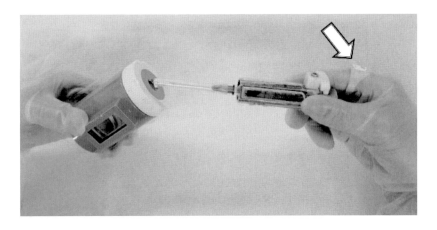

図1　リング型手指線量計の装着例 (放射線医薬品の標識作業)

左に薬剤容器、右に投与用注射器と装着されたリング型線量計

【参考資料】

日本核医学会，日本核医学技術学会，日本診療放射線技師会，日本病院薬剤師会．"放射線医薬品調整手順"．放射線医薬品取り扱いガイドライン．第 3 版，2017，p. 8-11.

（茂木　大哉）

3. 放射線業務従事者の水晶体被ばく防護

3-1. 水晶体被ばくの影響について

　眼の水晶体が被ばくを受けると白内障が発生することが知られています。近年の研究による科学的な根拠については国際放射線防護委員会（ICRP）から声明が発表されています。内容は疫学的調査で、眼の水晶体に500mGyの被ばくがあった人の1%が水晶体に影響を生じていると報告されています。機序としては眼の水晶体に微小混濁が発生し20年の歳月をかけて視覚障害性白内障に進行すると示されています。また、生物影響は急性被ばく、多分割・遷延被ばく、慢性被ばくで同じであるとも示されています。これを受けて近年、各医療機関では頭部CTや画像下治療のときに水晶体被ばくの低減を実施しています。また医師、看護師、診療放射線技師など医療現場で働く人も被ばく低減をするように努めています。

　ここでのポイントは被ばくをした1%の人がかならず白内障が発症すると個人に当てはめて勘違いしないことが大切です。

●眼の水晶体等価線量限度の引き下げの背景

　国際放射線防護委員会（ICRP）の歴史をたどると、放射線白内障(図1)は、動物では1897年、ヒトでは1903年に初めて報告されています。1949年に加速器作業者と原爆被ばく者の報告があり1950年に放射線白内障を「考慮すべき影響」として初めて含めています。そして1954年に放射線作業者・公衆に対して水晶体線量限度を初めて勧告しています。2003年にはICRP Publication 92で、白内障のしきい線量が従来考えてきた線量より低い可能性を指摘しています。そして、2011年4月にソウルで開催されたICRP主委員会会合の最終日に「組織反応に関する声明」で水晶体線量限度の引き下げが発表されました。2012年8月にICRP Publication 118『組織反応に関するICRP声明・正常な組織・臓器における放射線の早期影響と晩発影響－放射線防護の視点から見た組織反応のしきい線量－』の刊行にいたっています。

　2011年の組織反応に関するICRPの声明では、委員会で組織反応影響

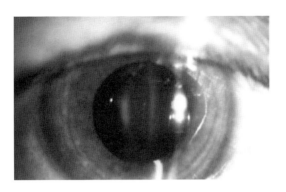

図 1 放射線業務従事者に発症した後嚢下白内障

古い X 線装置を頻繁に使用し、高レベルの散乱 X 線を受ける不適切な作業条件におい
て、IVR 術者の眼に生じた白内障。（写真は E.Vaño 氏の厚意による）
国際放射線防護委員会（ICRP）の医療専門職向け出版物
日本アイソトープ協会 ICRP Publication 85 より引用

のいくつか、特に非常に遅く発症するものについてしきい線量がそれまで
考えられてきたものより低い、あるいは低いかもしれないことを示唆する
最近の疫学的証拠を検討した結果、眼の水晶体に対しては、吸収線量での
しきい値は 500mGy と考えられることが示されました。また、計画被ば
く状況での職業被ばくについて、定められた 5 年間の平均で 20 mSv/ 年、
かついずれの 1 年においても 50 mSv を超えないとする眼の水晶体等価
線量限度を勧告しています。さらに、すべての被ばく状況及びすべての被
ばくカテゴリーに防護の最適化が適用されることを引き続き勧告していま
す。最近の証拠から、全身被ばくだけでなく、特定の組織、特に眼の水晶
体、心臓及び脳血管系についても防護が最適化されるべきであることを強
調しています。

　ICRP の 2011 年勧告におけるしきい線量の科学的根拠は、急性被ばく
のしきい線量について、原爆被ばく者の疫学的知見を 2 編の論文から導
出されています。また、分割・遷延被ばくのしきい線量についてはチェル
ノブイリ原発事故の汚染地域における事故処理に従事した被ばく者の疫学
的知見を 1 編の論文から導出されています。

　眼の水晶体等価線量限度引き下げに関する世界の動向としては、2011

年勧告後に欧州連合加盟国は、2018年2月6日までに眼の水晶体等価線量限度を国内法に採り入れることを決定し、タイ、カナダにおいても国内法に取り入れる予定となりました。米国においては新勧告を取り入れるには至っておりません。

> ## Note：組織反応（確定的影響）
>
> 組織反応とはこれ以下なら影響が生じない、これ以上なら影響が生じるという「しきい線量」が存在するということです。しきい線量を超えると、一度にたくさんの細胞死や変性が起こり、組織障害の発生率は急激に増加します。

●日本における眼の水晶体等価線量限度の引き下げの背景

わが国においては2017年7月から計7回にわたって原子力規制委員会の眼の水晶体の放射線防護検討部会で眼の水晶体等価線量限度の引き下げについて意見が取り交わされました。その後、厚生労働省の眼の水晶体の被ばく限度の見直し等に関する検討会で眼の水晶体等価線量限度の引き下げについて検討され、わが国においても取り入れは可能であると判断されました。2021年（令和3）年4月1日から「改正電離放射線障害防止規則」が施行・適応され、眼の水晶体の等価線量限度を5年間の平均で20mSv/年かついずれの1年においても50mSvを超えないようにすることと線量限度が引き下げられました。また、眼の水晶体の等価線量の算定は、放射線の種類及びエネルギーに応じて、1cm線量当量、3mm線量当量又は70μm線量当量のうちいずれか適切なものによって行うこととすることが適当とされ算定に3mm線量当量が追加されました。

> **Note：等価線量**
>
> 人体の各組織が放射線を被ばくしたときに、その組織に対する生物学的効果を勘案した放射線の線量を等価線量といいます。単位はSv（シーベルト）で示されます。

コラム 医療放射線のリスクコミュニケーションについて

　リスクコミュニケーションとは、実際にリスクが生じるときに、関係者間でコミュニケーションを取って情報共有を行いリスクに向き合うことです。医療現場の場合であれば、実際に放射線を利用した検査や治療を実施する前に、医療従事者と患者さんおよび患者さん家族間でコミュニケーションを取れるように信頼関係を構築しておくことを指します。アメリカ疫病予防管理センター（CDC）では、リスクコミュニケーションの重要な要素に以下の6項目をあげています。

　・Be First（迅速に情報を発信する）
　・Be Right（正しい情報のみを発信する）
　・Be Credible（信頼性のある情報を発信する）
　・Express Empathy（人々への共感を持つ）
　・Promote Action（人々の行動を促進する）
　・Show Respect（人々に敬意を持つ）

　特に大切なのは、正しい情報を適切に発信する事と関係者と共にリスクに向き合おうとする姿勢となります。医療においてもリスクコミュニケーションは重要で医療従事者と患者さんおよび患者さん家族間で、意識共有や協力関係を推進していく必要があります。具体的には、医療行為が実施される前に放射線に関するリスクについて意見や情報を交換し、相互間の共通認識となるようなコミュニケーションをとることが大切になります。

（荒井 一正）

3-2. 医療機関における放射線業務従事者の水晶体被ばくの現状と対応

改正電離放射線障害防止規則が 2021（令和 3）年 4 月 1 日に施行され、放射線業務従事者の眼の水晶体被ばくの線量限度が引き下げられました。このため各医療機関では放射線業務従事者の眼の水晶体被ばくの管理がより厳格となりました。厚生労働省の第 2 回眼の水晶体の被ばく限度の見直し等に関する検討会における欅田委員の提出資料によれば、水晶体の新等価線量限度を超える放射線業務従事者が多いのは医療職であり、2017 年度の放射線業務従事者（原子力、除染、廃炉作業者を除く）511,499 人のうち大半の放射線業務従事者は水晶体の等価線量が年間 20mSv 以下であったが、2,236 人が年間 20mSv を超えていました。そのうち 2,221 人は医療従事者で全体の 0.4% でした。したがって、注目するのは医療分野ということになります。また、水晶体に年間 20mSv 以上被ばくした医師は、循環器内科医、消化器内科医・消化器外科医、放射線科医、整形外科医の順で多く、50mSv 以上被ばくした医師は消化器内科医、整形外科医、脳神経外科医、循環器内科医の順に多いことが示されています。

　放射線業務従事者の眼の水晶体被ばくの線量限度が引き下げられたことに対して各医療機関では、以下の 3 点の見直しが重点的に実施されています。1. 放射線業務の眼の水晶体被ばくの管理方法、2. 眼の水晶体被ばくの線量測定方法、3. 眼の水晶体被ばくの被ばく低減方法の 3 点です。厚生労働省が 2020（令和 2）年度に行った調査では、回答があった医療機関の約 3 割で、法令で必要とされる個数の線量計を配付していない事実があることが明らかになりました。これに対し職業被ばく管理の改善をするため「放射線被ばく管理に関する労働安全衛生マネジメントシステム導入支援事業」が公益財団法人原子力安全技術センターで開始されています。内容は、管理マネジメントシステムを放射線分野に取り入れて放射線被ばく管理マネジメントシステムとして、放射線業務従事者等の被ばく低減を

目的に、組織トップによる基本方針の表明、リスクアセスメントによる被ばくの危険度の評価、被ばく管理目標値の設定、ISO 規格に準拠した管理マニュアルの作成、被ばく管理計画の作成・実施、放射線業務従事者の被ばく評価・改善といった内容です。

　2022 年は 158 の医療機関（HP 掲載病院数）が放射線被ばく管理に関する労働安全衛生マネジメントシステム導入支援事業に参加しており、各医療機関で放射線業務従事者の被ばく管理を自施設の運用に合わせて改善している現状です。

● 医療における眼の水晶体被ばく防護について 1

　被ばく防護の 3 原則は距離、時間、遮へいです。眼の水晶体被ばくは、線源から離れる、被ばくの時間を短くする、遮へい材を使用することで被ばく低減することができます。例えば医療における画像下治療すなわちインターベンショナル・ラジオロジー（Interventional Radiology、以下 IVR）では、医師や医療従事者は被ばくを受けながら患者さんの治療を実施しています。このため、医療機関においては IVR を施行する際に手技の支障がでない範囲で線源（X 線管）から離れる、X 線の照射時間を必要最小限にまで短くする、X 線装置の撮影線量率や透視線量率の値を低減する、天吊型 X 線防護板や X 線防護クロス、X 線防護メガネを使用して遮へいするなど複数の手段を駆使して医療従事者の被ばく低減を実施しています（図 1）。しかしながら調査研究資料（荒井一正ほか，2022.）によれば、X 線防護メガネや X 線防護クロスの保有状況や使用状況は全国の医療機関でバラツキがある状況です。

> ## Note：IVR（Interventional Radiology）
>
> 画像下治療とも呼ばれています。X 線透視や CT などの画像をリアルタイムナビゲーションにして体内を観察しながらカテーテルや針を使用して行う治療です。

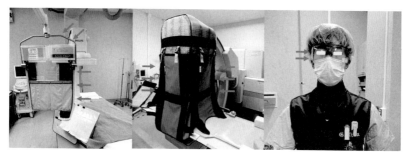

<table>
<tr><td>天吊型X線防護板</td><td>X線防護クロス</td><td>X線防護メガネ</td></tr>
</table>

図1　IVR で使用される X 線防護機材

図は、武蔵野赤十字病院で使用されているもので、天吊型X線防護板は IVR で使用され、
X線防護クロスは ERCP（内視鏡的逆行性胆道膵管造影）検査で主に使用される。また
X 線防護メガネは、眼の水晶体被ばく防護に欠かせないものです。

●医療における眼の水晶体被ばく防護について 2

　X 線防護メガネは形状や鉛の含有量によって遮へい能力が異なります。
同じ鉛含有量の X 線防護メガネでも眼の水晶体を覆えずに、メガネと皮
膚に隙間を生じる形状の場合は、遮へい能力が大きく低減します。（図 2）
このため、使用する X 線防護メガネは一様に同じ遮へい能力があるわけ
ではなく、眼の水晶体と X 線防護メガネの間に隙間があると眼の水晶体
の被ばくが増えてしまいます。遮へい能力の高さは、眼の水晶体の周りを
隙間なく囲むメガネ形状で鉛含有量が多い方がメガネの遮へい能力が高い
と複合して考えるべきで、「鉛含有量が多い＝遮へい能力が高い」と鉛含
有量のみを遮へいの判断基準にするような思い込みをしないことが大切で
す。

　医療機関においては、個人被ばく線量測定の実施や被ばく防護対応に関
して長年未成熟な状況であり今後とも行政と医療機関でタッグを組んで業
務改善していくことが望まれます。

第4章　医療法施行規則の改正を受けて

遮へい効果 Best vs Worst

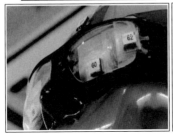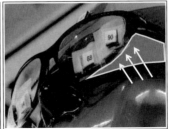

※ nanoDot にて測定

▶同じ鉛当量でもＸ線防護眼鏡の形状で遮蔽効果が変わる
▶Ｘ線防護眼鏡と皮膚の隙間からＸ線が侵入し被ばくする

図２　Ｘ線防護眼鏡の形状による遮へい能力の違い

第３回 放射線審議会眼の水晶体の放射線防護検討部会　赤羽正章専門委員　提出資料４を引用改変

Note：X線防護メガネ

放射線医療の現場で、放射線白内障の原因となる水晶体被ばくから眼を守るメガネのことです。鉛がレンズ（鉛をフレームに使用しているメガネもあります）に含有されていて通常のメガネより重いメガネです。

【参考資料】

・第2回眼の水晶体の被ばく限度の見直し等に関する検討会提出資料 3.（Accessed 2023.8.31）．https://www.mhlw.go.jp/content/11201000/000477102.pdf
・第2回眼の水晶体の被ばく限度の見直し等に関する検討会提出資料 5.（Accessed 2023.8.31）https://www.mhlw.go.jp/content/11201000/000477104.pdf
・荒井一正，渡邉浩，目黒靖浩 他．IVR に関わる医師の水晶体被ばく線量および被ばく管理に関する調査研究．日本診療放射線技師会誌．2022, vol. 69, no. 840. p. 32-41.

（荒井 一正）

4. 病院職員の教育訓練

4-1. 診療用放射線の安全利用に関する研修

　放射線や放射性物質は人体への健康影響もあることから、関係するいくつかの法令では、放射線障害を防止するための教育訓練や放射線を取り扱う労働者の安全教育等が定められており、一部の規制対象となる医療機関において法令に基づき実施されていました。

　一方、放射線診療を受ける患者さんの放射線防護に関しては、診療行為の正当化や防護の最適化等、放射線診療に関わる職員への研修の重要性がかねてより指摘されていましたが、2019年の医療法施行規則改正（2020年4月1日施行）により法令条文に加えられ、病院や診療所の規模の大小に関わらず、エックス線装置などの画像検査や放射線治療装置などを保有している全ての医療施設で実施されることになりました。

　医療法施行規則の改正において、管理者が確保すべき安全管理の体制に患者さんの受ける医療被ばくの安全管理（「医療放射線に係る安全管理」）が追加されました。その取り組みの一つとして、「診療用放射線の安全利用に関する研修」を放射線診療に関わる職員に受講させることが定められました。以下研修の項目を示します。

「診療用放射線の利用に係る安全な管理のための研修」の項目
1. 医療被ばくの基本的な考え方に関する事項
2. 放射線診療の正当化に関する事項
3. 防護の最適化に関する事項
4. 放射線障害が生じた場合の対応に関する事項
5. 患者さんへの情報提供に関する事項

　研修内容の例として、防護の原則である線量限度が適用されない医療被ばくの考え方（「医療被ばくの基本的な考え方」）や、医師や歯科医師が画像検査や治療の必要性の判断に至るプロセス（「放射線診療の正当化」）や、X線透視や画像を確認しながら治療を行う場合の放射線による組織反応

（「放射線障害が生じた場合の対応」）、診断目的に応じた適切な透視・撮影条件を設定する等の被ばくによるリスクを最小化する手段（「放射線防護の最適化」）、放射線診療によるリスク・ベネフィットの患者さんへの説明（「患者さんへの情報提供」）などが挙げられます。

　「医療被ばく」には、放射線防護の原則の一つである線量限度は設けられていません。限度を設けた場合、患者さんに必要な検査が受けられなくなる事態が生じるからです。そのため、放射線診療が適正に判断（正当化）され、線量が診療目的に見合っている（最適化）ことが重要です。また、医療被ばくはインフォームド・コンセント（説明に基づく同意）の下、基本的には患者さんの意思に基づいた意図的な被ばくであるという側面も持ち合わせています。放射線診療で受ける被ばくの予測とそれにより起こりえる放射線影響（デメリット）と、放射線診療を受けることによって何の情報が得られ今後の治療に活かせるのかということ（メリット）など、患者さんの判断の一助のために情報を提供しなくてはなりません。放射線診療に携わる病院職員には、医療被ばくに関する知識を習得し、患者さんの放射線診療に向き合い、適正な診療のために連携して取り組むことが求められています。

【参考資料】
　・ICRP Publication 105：医学における放射線防護. 公益社団法人日本アイソトープ協会. 2012. https://www.icrp.org/docs/P105-2_Japanese.pdf.
　・医政発0312第7号平成31年3月12日　厚生労働省 医政局長通知　医療法施行規則の一部を改正する省令の施行等について
（北山 早苗）

4-2. 放射線障害の防止に関する教育訓練

　放射性同位元素等の規制に関する法律（放射性同位元素等規制法）は、対象となる放射線同位元素や放射線発生装置の使用等を規制することで放射線障害を防止し、公共の安全を確保することを目的とした法律です。医療機関で放射性同位元素等規制法の規制対象となるのは、放射線治療装置、ガンマナイフ、アフターローディング装置や前立腺がん治療用線源、密封線源等を有している一部の医療機関です。一般撮影装置やCT、血管撮影装置のみを保有している医療機関は規制対象ではありません。

　放射性同位元素等規制法における放射線業務従事者の教育訓練の項目と最低の時間数を以下に示します。放射線障害予防規程の周知や放射線障害を防止するために必要な内容を、初めて管理区域に立ち入る前、及び、管理区域に立ち入った後は、年度ごとに1回以上行います。その実施は5年に1回の定期確認や立入検査において必ず確認されることもあり、対象の医療機関は放射線障害予防規程や下部規程の中に責任者や具体的な実施手順を規定することで、管理対象となる従事者の教育訓練を確実に計画、実施するよう努めています。

　また、放射線業務従事者以外の者（見学者や清掃、施設メンテナンス等のために管理区域に一時的に立ち入る者等）に対しても、立ち入る放射線施設内で放射線障害の発生を防止するために必要な事項について教育及び訓練を実施することが求められています。

　2018年の放射性同位元素等規制法の改正では、「事業者責務」が明確化され、許可届出使用者等においては「業務の改善」が法律条文に追加されました。これにより、病院経営者等のマネジメント層が放射線安全管理に積極的に関与することが不可欠とされ、自主的な改善活動が求められるようになりました。教育訓練に対しても改善活動に継続的に取り組むことが必要です。

```
┌─────────────────────────────────────────────────────────┐
│          「放射線障害の防止に関する教育訓練」の項目            │
│  1. 放射線の人体に与える影響（30 分以上）                      │
│  2. 放射性同位元素等又は放射線発生装置の安全取扱い（1 時間以上） │
│  3. 放射線障害の防止に関する法令及び放射線障害予防規程（30 分以上）│
│                                                          │
└─────────────────────────────────────────────────────────┘
```

● 放射線障害予防規程

　放射線障害予防規程（以下、「予防規程」）は、事業所内の放射線障害を防止するために事業所自らが策定する管理基準です。規定される事項は事業所の実態と一致し、また、予防規程や下部規程に基づいた安全管理が実施されていることが重要です。予防規程の策定時、また、法令改正に応じた改定時には、原子力規制委員会が公開している「放射線障害予防規程に定めるべき事項に関するガイド」は、規定するべき共通の事項や考え方が記されているので参考となります。2018 年 1 月 5 日の、放射性同位元素等の規制に関する法令施行規則の改正（2018 年 4 月 1 日施行）では、「業務の改善」活動が法令条文に追加されましたが、予防規程や下部規程に対しても積極的な見直しを図ることが求められています。

【参考資料】
・放射線障害の防止に関する法令改正の説明会資料「法令改正の概要」原子力規制委員会　https://www.nra.go.jp/data/000234383.pdf
・放射線障害の防止に関する法令改正の説明会資料「放射線障害予防規程について」原子力規制委員会　https://www.nra.go.jp/data/000234382.pdf
・「放射線障害予防規程に定めるべき事項に関するガイド」原子力規制委員会　(制定：原規放発第 17121320 号 原規放発第 22031617 号)

（北山 早苗）

4.　病院職員の教育訓練

4-3.　安全衛生教育

●「雇入れ時の教育」「作業変更時教育」「特別教育」

　患者さんに提供する放射線診療によっては、放射線診療従事者自身の放射線のばく露（さらされること）は避けられません。労働災害を防止するためには、「作業環境管理」、「作業管理」、「健康管理」（労働衛生の３管理）が基本的な柱であり、また、これらの管理を効果的なものとするための「安全衛生教育」も大切な要素となっています。職場の労働安全と健康の確保、快適な職場環境づくりを目的とした労働安全衛生法で定められた「安全衛生教育」の種類には、「雇入時教育」や「作業内容変更時教育」、「特別教育」があります。

```
労働衛生の基本的な対策
（労働衛生の５管理）

1. 作業環境管理 ┐
2. 作業管理     ├ 労働衛生の３管理
3. 健康管理     ┘
4. 安全管理体制の確立
5. 安全衛生教育
```

労働衛生の基本的な対策
労働衛生の３管理・５管理

　「雇入時教育」は、新入職員に対し、従事する業務に関する安全又は衛生のために必要な事項について行われています。職員自身が被ばくの程度を確認、低減をはかれるように、教育することが重要です。

　放射線の人体影響や基本的な知識の他、放射線業務従事者として管理される職員には、被ばく線量のモニタリングと測定結果の確認方法、防護用品や防護具の適正な使用方法や効果など、カリキュラムの中で知識を提供することが必要です。また、労働災害の防止のためには、被ばくの低減や

法の下に行われる従事者管理に、労働者側も協力しなければならないことを教育することが重要です。従事者が自身の被ばく線量に関心をもつことは、周りのスタッフの被ばくや患者さんが受ける被ばく線量に関心をもつことに繋がります。

「作業内容変更時教育」は、新規撮影装置の導入や検査方法の変更等で放射線のばく露状況が変わる場合、また、管理区域内の作業に新たに従事する場合などが該当します。診療放射線技師が配置される画像診断部門以外で放射線機器が使用されることもあり、教育を適切な時期に実施、継続するためには、医療機関全体で放射線安全教育の必要性を自覚する土壌づくりが必要です。こうした労働衛生管理体制や労働環境の整備は事業場（院長）の責任の下に行われます。法定教育がなされず労働災害が発生した場合には、罰則が適用されます。

「特別の教育」は、労働安全衛生規則の特別規則である電離放射線障害防止規則に所定の項目と時間が提示されていますが、対象となる危険有害業務は、「エックス線装置又はガンマ線照射装置を用いて行う透過写真の撮影」（労働安全衛生規則第36条号別）であり、非破壊検査に関わる撮影業務と読み取れ、医療機関は該当しません。このように、放射線安全管理を行う上でより馴染みがある電離放射線障害防止規則において医療機関が実施するべき教育の条文がないことは、現場において必要な法定教育の根拠がわかりづらいものとなっていることは否めませんが、上位法律では全ての労働者に対し労働災害を防止するための「安全衛生教育」の実施を定めており、一部の条文を見るのではなくて上位法律の目的や条文を理解することが必要です。

また、電離放射線障害防止規則と同様に、全ての医療機関が対象となる医療法施行規則においては、患者さんの被ばくに関する研修に関する条文はあるものの、2023年時点では従事者自身の被ばくに関する研修は定められていません。

【参考資料】
　・電離放射線障害防止規則の解説　中央労働災害防止協会
　・平成3年1月21日 基発第39号　安全衛生教育及び研修の推進について
（北山 早苗）

5. 医療用放線装置管理

5-1. 概要

　放射線と聞くと、「怖い」や「危険」や「がんになる」など、マイナスの側面を思い浮かべる人も多いのではないでしょうか。しかし、日常的に放射線技術は多くの分野で利用され国民生活にも広く貢献しています。ご存じの通り医療分野では、X 線検査や放射線治療などが行われていますし、農業の分野では、品種改良やジャガイモの発芽防止、害虫の不妊化などに利用されています。また、工業分野では、厚さや密度、水分含有量の計測や鉄鋼、航空機などの非破壊検査、素材の改質や滅菌などにも利用されています。さらに、発電や物質の年代測定など、その他の分野でもまだまだ放射線は広く利用されています。

　しかしながら、1945（昭和 20）年 8 月に、広島と長崎に投下された原子爆弾によって多くの人命が犠牲となり甚大な被害がもたらされました。また 2011（平成 23）年の東日本大震災では、巨大津波によって引き起こされた福島第一原子力発電所において原子炉のメルトダウンによる放射能被害は、今もなお深い傷跡を残して復興と対応が継続されています。

　放射線は、正しく使うことで有益をもたらしますが、一方で誤った使い方をしたり事故が起きたりすると危険を伴い犠牲が生じることは過去の歴史からも分かる通り、先人が身をもって体験し記録として残しています。このような犠牲を伴う歴史的な出来事が深い印象として刻まれ、日常的に身近に利用される放射線にまでも同じような不安を残していることは否定できません。加えて、病院で受ける放射線の検査や治療は、直接自分の身体に放射線が照射されるわけですから、なおさら不安になることと思います。しかし、病院で受ける適切にコントロールされた放射線には、そのわずかな被ばくによるデメリットより、検査や治療によって得られるメリットの方が多くあります。コントロールされた放射線とは、それぞれ 1 回ごとの検査や治療に対して照射される必要最小限の放射線量のことです。その線量を設定した条件通りに出力するためには、日々の放射線装置の管

理がとても重要で大切な務めになります。

　マイカーをお持ちの方なら、法定点検や車検を受けなければなりません。教習所を思い出せば、運転前には必ず車を点検してから乗車していたはずです。それでも、法定点検や車検を通していても結果的に整備不良による故障・事故が起こっている現実があります。

　装置の管理は、診療前後に行われるため患者さんが目にすることはありませんが、診療放射線技師や機器製造業者、修理許可業者という専門的な知識と技能を持った技術者が日々定期的に装置をチェックし安全に安定した状態を保っています。

　病院において医療安全は最重要課題であり、その中でも放射線診療における安全利用は独立した体制で組織的に整備・対応を行っています。医療用放射線装置が照射する放射線を必要最小限にコントロールして被ばく低減を達成するために、安全に安定した状態で装置が稼働できるよう日々管理に取り組んでいるのです。

コラム　管理区域を示す放射能標識

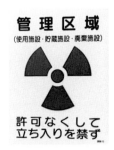

　左図の標識を知っていますか？　放射能標識と言い、放射性物質や放射線発生装置がある場所や容器に貼られる、放射線の危険を知らせるための標識です。この標識は「三葉マーク」と呼ばれるデザインで、中心の原子核から放射線が周囲へ広がる様子を表現しています。三葉はそれぞれ、α線、β線、γ線を意味しています。日本には JIS 規格で定められた数種の配色やデザインがあります。放射性物質や放射線発生装置を輸送する場合は、「工場又は事業所の外における運搬に関する技術上の基準に関する細目等を定める告示」に示されるように、白地に黒のマークや黄色地に黒のマークが規定されています。

（矢部　智）

5-2. 関係法令

　医療用放射線装置は、その性能を維持しながら安全に使用することで適切な診断や治療につながります。そのためには、病院において安全管理の体制を構築して保守点検や装置を正しく安全に使用する環境づくりが求められています。これには、法令も整備されており、病院長（施設の管理者）は医療機器の安全管理を行うために院内でその体制を構築しなければならないとされています。（以下「安全管理体制確保措置」という。）これについては、「医療機器に係る安全管理のための体制確保に係る運用上の留意点について」の通知が発出され改正が行われました。

この概要は表1に示します。

表1

1. 医療機器安全管理責任者の配置
2. 従業者に対する医療機器の安全使用のための研修の実施
3. 医療機器の保守点検の計画及び保守点検の適切な実施
4. 医療機器の安全使用のために必要となる情報の収集その他の医療機器の安全使用を目的とした改善のための方策の実施
5. その他

　病院では、省令改正に合わせ安全管理体制確保措置について最新の通知・指針をもとに周知・体制の確保を行っています。

　診療放射線技師は、医療用放射線装置を操作するにあたり法令に則り性能の維持や安全利用に努めています。そして、X線検査やCT検査など意図的な被ばくが伴う診療行為には、目的に対して必要最小限にコントロールした放射線を照射します。適切な放射線量を照射するためには、日々の放射線装置の品質管理が適正に行われていなければなりません。そして、目的の身体の部位に対して放射線を照射する範囲を可能な限り絞り込むことで無駄な放射線を照射することなく、さらに大人・子供、年齢や体格の違いを考慮してその人に最適化された放射線量を設定して照射します。ま

た、放射線装置の劣化は、放射線の出力が不安定になることもあり注意が必要になります。装置管理は非常に重要な役割を担っており、病院では組織的に取り組み計画的に装置が安定稼働できるよう心掛けています。

> # Note
> 薬機法では、医薬品・医療機器及び再生医療等製品（以下「医薬品等」という。）の適正な使用や安全性に関する情報を伝達するために医薬品等の製品と一緒に同梱されていた紙の添付文書で情報提供が行われて来ました。しかし、2021（令和3）年8月より紙媒体（添付文書等）での情報提供は原則として廃止され、医療用医薬品、医療機器及び再生医療等製品の使用及び取り扱い上の必要な注意等の事項（以下「注意事項等情報」という。）については、独立行政法人医薬品医療機器総合機構（以下「機構」という）のホームページ上で公表するといった電子的な方法による閲覧・情報提供が基本となりました。今まで通り情報内容そのものに変更はありませんが、これまで「添付文書等記載事項」とされていた情報は「注意事項等情報」と名称が変更されました。しかし、医薬品等に注意事項等情報を記載した文書を添付する場合には、改正前と変わらず「添付文書」といいます。そして、機構のホームページに公表される注意事項等情報等を記載した文書は、「電子化された添付文書」といいます。
> 独立行政法人 医薬品医療機器総合機構 (pmda.go.jp) より

【参考資料】

令和3年7月8日付け医政総発0708第1号・医政地発0708第1号・医政経発0708第2号厚生労働省医政局総務課長・地域医療計画課長・経済課長連名通知。）

（矢部　智）

5. 医療用放射線装置管理

5-3. 装置の研修

　病院等の医療機関で日常的に行われている多種多様の画像診断・治療はその目的・用途に特化した専用の装置が導入されており、それぞれ装置本体・関連装置の構造や操作方法など専門的な知識と技能が求められます。医療機器を有効かつ安全に使用するために、装置を扱う者に対して研修を行うことはとても重要なことで、多種ある装置ごとにそれぞれ実施されています。「医療機関における放射線関連機器等の研修および保守点検の指針」では、有効性・安全性、使用方法、関連装置を含む保守点検、不具合等発生時の対応、法令上遵守すべき事項について、医療機器を有効かつ安全に使用するために、従業者に対する研修の実施と保守点検の計画策定・実施についてまとめられています。

　装置ごとに目的・仕様・操作方法が異なるため、取扱説明書や注意事項等情報（電子化された添付文書）の項目はそれぞれ整理して確認しておく必要があります。そして装置により精度管理に関する項目も異なるため、管理計画の策定が求められます。注意事項等情報や関係法令（医療法・薬機法・労働安全衛生法）、その他関係団体の作成するガイドラインや安全情報等、収集で得た情報は、共有してアップデートを行っています。

Note

医療機器は、品質や有効性や安全性が確保されていない製品が流通して危害が発生、拡大するのを防ぐために薬機法で規制されています。医療機器を、人の生命及び健康に影響を与えるリスクの高低によって分類して、3種の管理区分と4段階のクラス分類で管理しています。

クラスIに分類される一般医療機器は不具合が生じた場合に人体へ与える影響が極めて小さいと考えられるものであり、クラスIIに分類される管理医療機器は不具合が生じた場合に人体へ与える影響が比較的小さいと考えられるものです。高度管理医療機器はクラスIIIとクラスIVに分類され、クラスIIIは不具合が生じた場合に人体へ与える影響が比較的大きいもので、クラスIVは侵襲性が高く、不具合が生じた場合に生命の危機に直結するような重大な影響を与えるものと定義されています。表2にリスクによる医療機器の分類と代表的な医療機器を示します。

表2

リスクによる医療機器の分類			
リスク	管理区分	リスク分類	主な医療機器
低い	一般医療機器	クラスI	絆創膏・眼鏡・聴診器 ピンセット・メス
	管理医療機器	クラスII	電子体温計・補聴器 CT装置・MRI装置
	高度管理医療機器	クラスIII	コンタクトレンズ 透析器・人工呼吸器
高い		クラスIV	心臓ペースメーカー 人工心臓弁・ステント

（矢部　智）

5-4. 装置の点検

　医療機器、なかでも放射線装置は、身体に放射線を照射して検査・治療を行うことから、被ばくによるリスク以上のメリットがなければいけません。そのためには、放射線装置が安定した状態でその性能が維持されていることが重要となります。診療放射線技師は日常的に保守点検を行い、装置の少しの変化や兆候にも気を配りながら検査・治療に取り組んでいます。保守点検には、装置により点検周期（毎日、毎月、定期）や点検内容が異なるため、使用者が行う日常点検と専門的な知識と技能を必要とする装置の性能維持を確認する定期点検があります。日々安定した状態で装置を使用するために比較的短時間で簡便な方法で行われる点検を日常点検といいます。診療前に行われる始業点検と診療後に行われる終業点検があります。点検では、それぞれ項目ごとに点検の記録を残し管理しています。

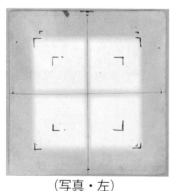 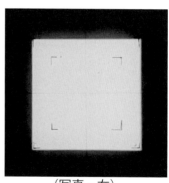

（写真・左）　　　　　　　　　（写真・右）

　写真は、X線があたると緑色に発光する蛍光紙を用いた点検の様子です。
　検査の時は、照射野ランプの光（写真・左）でX線を照射する範囲を設定しますが、実際にX線が照射された範囲（写真・右）がずれていないかを確認しています。不必要な被ばくを防止するための大切な点検の一例です。

第４章　医療法施行規則の改正を受けて

Note

始業点検は、診療前に装置本体や関連装置の基本的な動作確認や患者さんに接する部分の動作や破損の有無など、安全確保のために行う点検です。さらに検査室の環境（温度・湿度・照明・整理整頓等）や薬剤、診療材料の補充や医療ガス設備などの確認も行います。

終業点検は、業務中の異変や振り返りを含め、診療後に安全性の劣化や動作・性能などの問題を発見する点検で、外観や機能、装置や関連装置によってはデータの保存状況や保存領域の確保などの確認を行います。さらに、清掃・整理整頓、リネン類の交換や消耗物品の補充・請求を行い翌日に備えます。

定期点検は、専門的な知識と技能を持つ者がより詳細に点検し消耗部品の交換などにより装置の性能を確認し維持できるように行われます。

医療機器の点検・修理の法的定義として、「保守点検とは、清掃、校正、消耗品の交換、ただしオーバーホールは含まない」とされており、「修理とは故障、破損、劣化等の箇所を本来の状態・機能に復帰すること」とされています。なお、修理については薬機法が定める修理業の許可が必要になります。点検・修理には専門的な知識と技能に加え、相応の点検機器や工具が必要となるため、製造業者や修理業許可業者に委託して定期的に保守点検を実施しています。

（矢部　智）

6. ポータブル撮影時の被ばく管理

6-1. 病室でのX線撮影と散乱線について

　放射線検査は原則として専用の撮影室で行なわれますが、例外として医療法施行規則第30条の14（使用の場所等の制限）に特別に病室でのエックス線装置の使用が認められています。

　医師や看護師などの医療従事者は、その養成課程で少なからず放射線の知識に触れる機会があります。しかし、患者さんやお見舞いの方などは放射線に対して怖いイメージを持っている方もいると思います。この項ではポータブル撮影時の被ばく管理について自然放射線と比較して客観的に理解できるようにできるだけ易しく説明します。

　通常の放射線検査は、放射線が遮へいできるように設定された放射線検査室で行われるため、撮影する患者さん以外に放射線被ばくはありません。一方ポータブル撮影は、患者さんの病状により移動せずに撮影することが必要と判断された場合に、病室や外来診察室など遮へいされていないオープンな空間でX線撮影が行われることがあります。そのため撮影する患者さんと同室の患者さんや看護師などの医療従事者、お見舞いの方など不特定多数の方の安全管理が必要になります。

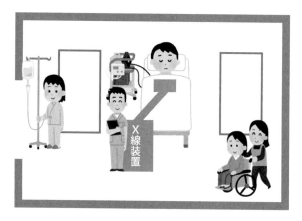

図1　病室でポータブル撮影をしている様子

病室で行われる放射線撮影の中で最も多く行われているのが胸部ポータブル撮影です。

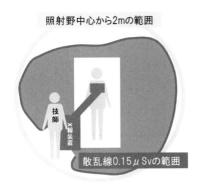

照射野中心から2mの範囲

技師 X線装置

散乱線0.15μSvの範囲

図2　胸部ポータブル撮影時の散乱線量分布図

　図2の胸部ポータブル撮影時の散乱線量分布図では、胸部ポータブル撮影の場合に照射野中心から2mの距離の散乱線による被ばく線量を表しています。照射野中心から2mの範囲内に散乱線0.15μSvの範囲が入っています。（散乱線量は装置・撮影条件により異なります。）

Note：ポータブル撮影における放射線管理

1．医療法施行規則　第30条第3項の3号
　　X線管焦点及び患者さんから2m以上離れた位置において操作できる構造とすること。

2．国際放射線防護委員会（ICRP Pub 33 113項）
　　医学において使用される体外線源からの電離放射線に対する防護
　　移動式装置で撮影している間、X線管及び患者さんから操作者までの最小距離は2mでなければならない。

（笹沼 和智）

6. ポータブル撮影時の被ばく管理

6-2. 自然放射線との比較と実際の対応について

● 自然放射線との比較

線量の大小をわかりやすく比較するために、胸部ポータブル撮影時の照射野中心から 2m の距離の散乱線量と自然放射線からの被ばく線量を比較して説明します。

日本国内でも、大地からの放射線量が高い所と低い所があります。自然放射線量の全国平均は年間 0.99 ミリシーベルト（mSv）ですが、県単位で比較すると最も高い岐阜県 1.19 mSv と最も低い神奈川県 0.81 mSv では年間 0.38 mSv の差があります。

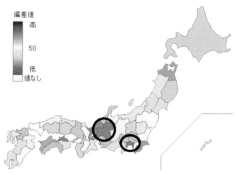

https://todo-ran.com/t/kiji/13644

図1　都道府県別年間自然放射線量

・岐阜県と神奈川県の年間自然放射線の線量差　　　0.38mSv
・胸部ポータブル 2m の距離での散乱線被ばく　　　0.00015 mSv
　宇宙、大地からの放射線と食物摂取によって受ける放射線量
（ラドンなどの吸入によるものを除く）

この差は 2500 倍以上となり大まかに岐阜県民は神奈川県民に比べて、胸部ポータブル撮影時、2m の距離に 1 年間毎日 6 回以上いたのと同じ量の自然放射線を被ばくしていると言えます。この線量差をどのようにとらえるかは個人差があると思いますが、なんとなく少ない線量と捉えることができるのではないでしょうか。

134

●実際の対応例

　ポータブル撮影時、撮影する患者さんから2mの距離での散乱線は自然放射線と比較しても問題になる大きな線量ではないと言えます。もちろん不必要な被ばくは避けるべきですので、実際にはどのように対応したらよいか例を紹介します。

１）医療従事者

　医療処置の緊急度と被ばく防護を考えて、どのような対応が必要になるか医療従事者個々人が自ら判断して行動することが大切です。

　不特定多数の方がいるオープンな空間で放射線を曝射する放射線技師には、その空間の安全を担保する責任があります（対応については、撮影部位や撮影方向・条件、施設や患者さんの重症度により異なります）。

　①2m以上離れる

　　基本的に撮影する患者さんから2m以上離れてください。2m以上離れれば多くの場合は線量的には問題ありません。2m以上離れる必要がある場合には、技師がその旨、声を掛けます。

　②不安な場合

　　撮影する際は技師が「撮影します。」と声をかけます。不必要な被ばくをする必要はないので、医療従事者の方は緊急性のない処置の場合は病室から退出してください。2m以上離れていれば基本的に大丈夫ですが、放射線被ばくに対する感じ方には個人差がありますので、自分の気持ちに寄り添って柔軟に対応してください。

２）一般の方、見舞客、その他の方

　撮影する病室より退出していただくことが一般的です。もし不安があれば遠慮なく放射線技師に声をかけてください。

不安なときはいつでも声をかけてください。

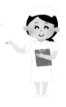

（笹沼 和智）

7.　検診機関における被ばく線量管理

　病院で診療を受ける人は自覚症状を持っている方が多いため、診断のために放射線診療を受けることにメリットがあると感じられるかもしれませんが、検診を受ける人は自覚症状のない人が多く放射線診療のメリットを感じにくいのではないでしょうか。検診は検査を受けることで成り立つ医療です。人間ドック等は健常な人が多数受診しますので、検診でのＸ線検査は病院で診療を受ける人よりも低い線量で受診できることが望ましいと言えるでしょう。

　また検診は様々な体格の受診者を多数対象とするため、画像診断に用いられるＸ線検査は安定した画質を得ることが必要です。そのため検診においてはより厳しい線量と装置の管理が求めています。

　検診機関には検診車を保有して巡回検診事業を行っているところもあります。検診車に搭載されているＸ線装置は移動に伴う振動や季節による急激な温度変化などに晒され、施設内の装置に比べて故障頻度が高いのが現状です。検診中に装置の故障が発生すると再検査に伴う被ばく線量の増加につながる場合も起こります。そのため故障頻度を少なくする目的から装置業者も交えた点検や保守契約など装置管理を厳しく行っている検診機関も多数見受けられます。

　Ｘ線装置は医療法施行規則により保守点検が義務化されていますが、2020（令和２）年一部改正により線量管理が義務づけられました。線量管理には線量計が必要ですが、線量計がない施設でも一般的な検査条件から線量を求めるプログラムを用いて線量管理を行うことができます。ただし十分な装置管理によるＸ線出力の精度の高さが求められます。そうして求めた線量は診断参考レベルと比較し、診断目的に必要とされる画質が担保されているか確認しながら、可能であれば線量を低減します。一般にＸ線画像の診断画質を高くするためには線量を高くすることが求められますが、必要以上に線量が高くならないようにするのはもちろん診断に支障が起きないように線量を管理しています。

　医療被ばくには線量限度がありません。なぜなら線量限度を設けてしま

うと患者さんの診断や治療に必要な放射線診療を提供することができなくなる場合があるからです。そのため診断参考レベルを線量管理のための基準値として活用し放射線被ばくを必要最小限にコントロールすることが求められています。

　検診で放射線検査を受けるときに、被ばくに不安を持たれる人もいます。検診機関はそんな方にも安心して受けてもらえるように被ばく線量の管理と低減に努めています。

Note：「健診」と「検診」の違いは・・・

「健診」と「検診」も読み方が同じで誤解されやすいのですが、「健診」は自分の健康状態を概略的に調べるために行われるもので自覚症状のない病気を見つけるために行われます。特定健診、学校健診、妊婦健診等も含まれます。職場で実施される一般健康診断は労働安全衛生法で義務づけられる法定健診です。

一方「検診」はがん検診に代表されるように特定の病気を早期に発見するためのものです。がん検診には地方自治体が公共政策として実施する「対策型検診」と個人が任意で実施する「任意型検診」があります。

「健診」と「検診」は文字こそ似ていますがその目的が異なります。

【参考資料】
　"対策型検診と任意型検診". 国立研究開発法人 国立がん研究センター がん対策研究所. http://canscreen.ncc.go.jp/kangae/kangae7.html.

（目黒 靖浩）

8. 患者さんからの質問への対応

8-1. 求められる医療被ばくの説明責任

　医療は「医療法」によって規制されています。しかしながら医療法の趣旨は、「国民の適正な医療を確保するためには、医療関係者の資質の向上を図るのみならず、医療施設は、その管理、人的構成または構造設備の面において、科学的に適正な医療を行うにふさわしいものでなくてはならない。」とされており医療の内容（質）には触れておりません。

　その医療法の趣旨を担保するための医療法施行規則の中で、診療用放射線に係る安全管理体制に関する規定が改正され2020年4月に施行されました。改正された「診療用放射線の安全利用のための指針の策定」の具体的内容で、"医療従事者と患者さんとの情報共有に関する基本方針"があります。医療現場で想定される（経験例を含め）事例であれば、CT検査後に「検査部位はどこで、その被ばく線量はどのくらいなのか、そして放射線影響はあるのか？」等の質問にどのように対応するかが、医療機関には求められているのです。各医療機関では指針を作成し、被ばく線量と撮影部位を記録し、説明（患者さんとその家族との情報共有）が求められます。従来では「検査の指示を出した医師に聞いてください」あるいは「心配ないですよ」と対応していたのが、誰がどのように説明するかを、医師、診療放射線技師、看護師等の対応を定めた指針の作成が医療機関に義務付けられるようになったのです。

　本学会では、患者さんの疑問にどう答えるかを、イラストを用いて説明するための書籍「放射線って大丈夫？」を2011年に出版しました。また日本診療放射線技師会でも、全国の診療放射線技師が、同様の質問に対して同じ数値で適切に説明できるように「医療被ばく相談Q&A」を医療被ばく安全管理委員会が編集し出版しています。

　また日本診療放射線技師会では，ホームページ上に「医療被ばく個別相談センター」を開設し、一般市民の方からの医療被ばく相談に対応しています（https://www.jart.jp）。

138

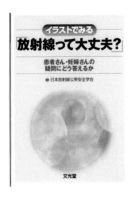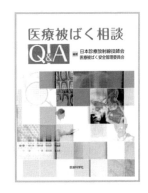

図左：日本放射線公衆安全学会編「放射線って大丈夫？」（2011 年）
図右：日本診療放射線技師会編集「医療被ばく相談 Q & A」（2018 年）

Note

1895 年の X 線発見と 1896 年の放射能発見を端緒として、医療分野における放射線利用は進み、現代医療においては欠かせないものになっています。一方、医療機関を受診される方々の中で、医療被ばくについて不安に思う背景には、2001 年の「CT スキャンは子どもに悪影響か」、2004 年の「がん 3.2% 診断被ばくが原因」の新聞報道、2010 年の月刊誌に掲載された「CT 検査でがんになる」、さらに 2011 年に発生した東日本大震災に引き続く原子力発電所事故による放射線被ばくの影響があります。

正当化の判断の下に実施される医療被ばくは、患者さんや受診者個人にメリットがあると考えるのではなく、診療放射線技師に委ねられた最適化とともに、患者さんに対する説明責任を果たすことが求められています。

【参考資料】
諸澄邦彦. 求められる医療被ばくの説明責任. 埼玉放射線. 2019, no. 2, p. 114-119.

（諸澄 邦彦）

8-2. 検診機関における被ばく説明

　2020（令和２）年、医療法施行規則の一部改正により「医療従事者と患者間の情報共有」が求められるようになりました。これは患者さんが放射線検査を受ける前に医療従事者から「検査で想定される被ばくによる影響」、「検査の必要性」、「被ばく低減の取り組み」について説明されることを意味しています。ところが検診は受診される方が検査の内容を理解して自分の意思で受診する前提であるため、検査前の説明の対象とされるとは限りません。ただし、検査後被ばくに対して説明を受けたい場合は病院での診療と同様に説明を受けることができます。そのため検診機関には受診者の方に説明を求められることに対応する準備として、研修の実施やマニュアルを作成するなどさまざまな検討を行っているところも見受けられます。

　医療従事者が患者さんに医療被ばくの説明をするためには日頃から検査線量に対する意識を持つことが必要です。近年開発されているＸ線装置は患者さんの被ばく線量が表示されるようになっておりますが、装置によっては線量表示機能がついてないものも少なからずあります。そのような装置を扱う場合は、標準的な体型に対し装置ごとの透視撮影条件と線量計算プログラムで求めた線量を表示する方法もあります。担当技師の目に付くところに表示しておりますので検査しながら受診者の被ばく線量をイメージすることによって、検査に不必要なＸ線を出さないよう意識づけができます。

　また受診者から説明を求められた時に対応できるように、検診に特化した携帯型説明マニュアルをすべての技師に配布し、検診担当者が研修会に用いることができるよう運用しています。紙媒体で持ち歩くと破れたり紛失したりしますので近年ではマニュアルを電子化して各自の携帯端末でも閲覧できるよう工夫も見られます。マニュアルにはＸ線装置ごとの検査線量の標準値がデータとして記載されていますので具体的な線量について受診者から質問されても対応する準備がされています（図1）。

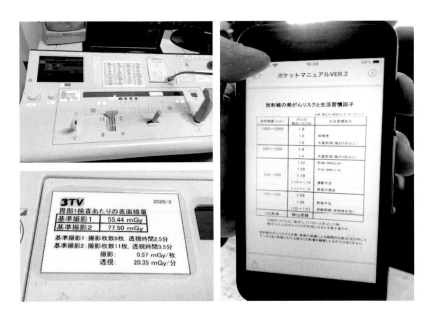

図1　標準線量表示の例と携帯型説明マニュアル
左上：表示装置／左下：線量表示／右：電子マニュアル

　検診で放射線検査を受けるときに不安を持っている受診者は、検査の直前に担当の技師に申し出ることが多いようです。そのような方も含め医療被ばくに関心が高い方から質問を受ける場合もあり、担当する診療放射線技師は受診者からの疑問には十分答えることができるよう努めています。

（目黒　靖浩）

8. 患者さんからの質問への対応

8-3. 放射線被ばくと白血病

　医療における放射線診療は本来、安全が保証され、患者さんに安心を与えるものです。しかしながら X 線検査をするときに、患者さんから医療被ばくによる放射線影響を不安に思う質問が多いことを経験します。「何が不安ですか？」と聞くと、白血病をはじめとした "がん" に代表される確率的影響と、不妊や胎児の形態異常という確定的影響（組織反応）が混在している漠然とした不安である場合が多いのです。

　急性骨髄性白血病は、厚生労働省労働基準局長の通知で、電離放射線に係る疾病の認定基準に例示されていますが、人口 10 万人当たり約 6 人が発症し、放射線被ばくだけに起因する病気ではありません。一方、厚生労働省が 2015 年 10 月 20 日に、東京電力福島第一原子力発電所事故後の作業に従事し白血病になった元作業員の労災認定を発表しました。その新聞報道で「放射線被ばくと白血病に一定の因果関係がある」との解説記事により、2004 年のランセット論文の新聞報道時と同様に、多くの質問が寄せられました。

　図 1 は、埼玉県の東武東上線朝霞駅南口に建つ記念碑です。駅前の銅像や記念碑といえば、その地域ゆかりの偉人が多いのですが、この記念碑は違います。急性骨髄性白血病を発症し、38 歳の若さで亡くなった「本田美奈子さん・モニュメント」なのです。ミュージカル女優として活躍したアイドルでもあった、歌手の本田さんが亡くなったのは 2005 年 11 月 6 日です。風邪のような症状で診察を受け、病名が判明し、3 度の化学療法と臍帯血移植術を受けた 10 ヵ月の闘病生活でした。

　"放射線被ばくによる白血病が怖い" という思いは、図 2 に示す広島原爆後の被爆者の白血病発症と、固型がんの発症を示したグラフに拠ると思います。日本語には、安全と危険という二分法的に分類する言葉だけですが、英語には danger、harm、hazard、peril、jeopardy、risk など、さまざまな「危険」に関連した言葉があります。そして健康上の損失をこうむ

る可能性というかたちで「健康リスク」があり、この場合は、疾病の罹患率あるいは死亡率を基礎に考えます。図2に示す"白血病以外のがん"の発症は、原爆被ばくだけに起因するがんではなく、タバコやアルコールなど、生活習慣にも原因があります。

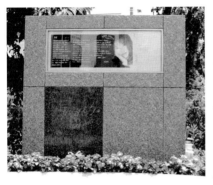

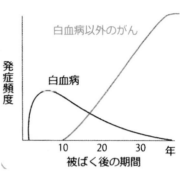

図1 本田美奈子さん・モニュメント　図2 原爆被爆者のがんの発症
　　（東武東上線朝霞駅南口）　　　　　　放射線の基礎知識と健康影響
　　　　　　　　　　　　　　　　　　　令和3年版 上巻 P113

Note

放射線検査を受ける患者さんが不安と思うことに白血病があります。原爆被爆者の調査の結果から、慢性リンパ性白血病および成人T細胞白血病を除いた白血病の線量反応関係は二次関数的であり、線量が高くなるほどリスク上昇が急になる線量反応が示されています。一方、低線量では単純な線形線量反応で予測されるよりもリスクは低くなると考えられています。患者さんから、被ばく線量や、その放射線影響について聞かれた場合は丁寧な説明が求められています。

【参考資料】

環境省 大臣官房環境保健部 放射線健康管理担当参事官室. 放射線による健康影響等に関する統一的な基礎資料 上巻 放射線の基礎知識と健康影響. 令和3年度版. p. 113.

（諸澄 邦彦）

第5章

市民に向けた活動

1. 医療被ばく相談活動

　本章では医療被ばく低減の取り組みとして行われている医療放射線や医療被ばくに関する知識の普及や啓発活動、そして医療被ばく相談活動などについて紹介します。これら活動の場は病院内だけなく最近では学校や公民館、ショッピングセンターなど様々に広がってきており、より皆さんに身近な形になりつつあります。

　医療被ばく相談では皆さんからの「X線CT検査を行ったけれども被ばくによって何か悪い影響は起こらないのか？」とか「子供が怪我でレントゲン検査をして何枚もの写真を撮った。結果は問題がなかったがふと子供への検査による被ばくの影響が心配になった」といった放射線検査を受けたことにより受ける被ばくや、これから検査を受ける際にあるであろう被ばくなどについての疑問や不安に対し図1のように被ばく相談への対応を行っています。

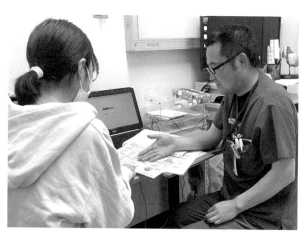

図1　医療被ばく相談の様子

お子さんの被ばくを心配されたお母さんからの不安に寄り添い、
被ばく線量や影響に関する資料を確認しています。

医療被ばく相談では放射線科などの一室を用いて相談場所としてご相談を受けている施設もあれば専用の部屋を準備し予約体制で相談にあたる施設もあります。こういった運用は施設間で様々ではありますがいずれの施設においても皆さんの検査や検査被ばくへの不安に寄り添い、少しでも安心や理解につながるように体制を整えています。

　また、これと同時に相談を受ける診療放射線技師のスキルアップにも励んでいます。相談スキルの統一を目標に具体的な相談の流れや、皆さんの不安をお伺いする際のポイント、各種資料などを含め図2のような医療被ばく相談を受けるための「医療被ばく相談マニュアル」を作成していたり、また相談の内容や、相談に対する振り返りなども相談記録としてまとめたりすることで技師同士の育ちあいや学びあい、後継者育成にも役立てています。

　このように各施設において皆さんの不安そして期待に応えられるように準備を整えています。

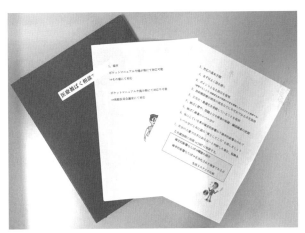

図2　医療被ばく相談マニュアルの一例
相談マニュアルとして、医療被ばく相談を受けるための心構えから、相談手法、相談事例などがまとめられています。

（佐藤　洋一）

2. 市民対象の行事

　院内・院外において患者さんや市民向けに講話を行うこともあります。その呼び名や内容は様々ありますが健康教室などと呼ばれています。内容については一般的な医療知識から専門的な病気のこと、そして健康維持に関することなど様々なテーマで話がなされています。この一つのテーマとして放射線検査の理解や医療被ばく・放射線安全管理などがあります。その内容についても参加者の年齢層などにあわせて工夫を行い、より分かりやすく情報提供を行っています。図1は診療放射線技師が地域の公民館にて開催された健康教室において放射線検査に関する情報や、医療被ばくに関する知識についてお話をしている様子です。診察や検査の際に疑問があっても医療スタッフに声を掛けにくく遠慮してしまうことも多いでしょう。しかし、このような場でより気軽に質問をしたり、参加者と一緒に疑問を共有したりすることで疑問や不安解消の機会となっています。

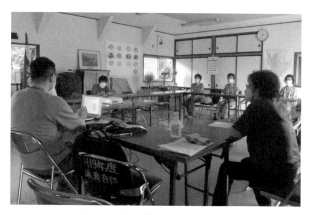

図1　健康教室などの様子

施設内外での市民向け健康教室では、放射線検査の知識だけでなく、広く医療に関する情報をお話しすることもあります。

第5章　市民に向けた活動

より皆さんに身近な形で地域の自治体主催の行事（福祉・健康祭りなどの健康に関する行事）の際に、放射線検査や医療被ばくに関する講話を行うだけでなく図2のように「医療被ばく相談コーナー」を設置し、気軽に医療被ばくについての不安や放射線検査に関することなどを聞くことのできる場を設けたり、医療被ばくに関するパネル展示を行ったりするなど、安心して放射線検査を受けていただくことについての情報提供なども行っています。

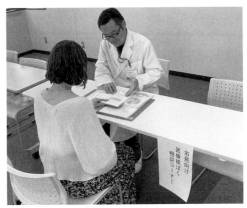

図2　市民向け被ばく相談の一例

市民の方がもっている放射線検査や放射線被ばくに
関する不安などに寄り添えるように、様々な場に赴い
て相談活動も行っています。

　この医療被ばく相談では図2の写真からも分かるように皆さんからの話を聞く、また言葉で説明をするだけでなく次ページのコラム「各種説明資料の充実」に示すように様々な資料を用意し一緒に内容を確認することで安心や理解の一助とすべく活用しています。また、近年ではこのような資料を病院のホームページに掲載して広く提供している施設もあります。

（佐藤 洋一）

各種説明資料の充実

　これまで紹介をした被ばく相談や健康教室、訪問授業などに用いる説明資料の充実は大切な事柄です。例えば医療被ばく相談に用いる資料であれば検査における影響についての内容が多いため、「1.医療被ばく相談活動」でも若干触れましたが、図1に紹介するように説明や理解のための基礎となる様々な検査で人体の各種組織・臓器が受けるであろう具体的な被ばく線量や、被ばく線量と影響発生に関するもの、また放射線影響の分類など関連する内容を掲載するなど、目的にあった資料作りをしています。

　これら資料は1度作ったらそれでよいというものではありません。医療技術の発展が日進月歩で進んでいる背景には、病気・影響に関する研究が日夜行われ様々なデータが更新・修正されています。説明資料に掲載したデータや資料類が数年前のものでは古い情報をお届けすることとなります。常に最新のデータや情報に差し替え、より分かりやすくなるように工夫を重ねています。

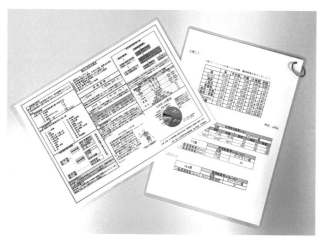

図1　説明のための資料類

資料の中には、被ばく影響に関するものや、被ばくの分類、そして検査で受ける線量など様々な内容を盛り込み、説明資料として相談者と一緒に見ることができるように各施設で工夫を凝らし準備しています。

第5章　市民に向けた活動

中高生の進路選択の一助に

　市民に向けた活動としては患者さんやその家族などを対象としたものだけではありません。主に中高生を対象として地域の学校で訪問授業を行い放射線検査や放射線被ばくについての話や、診療放射線技師の紹介をするなど多種多様な取り組みがなされています。学校での訪問授業については次ページの「3. 学校訪問活動」にて詳しく紹介しています。

　訪問授業だけでなく図2のように中学生や高校生などを施設に招いて進路選択の一助とすべく「一日診療放射線技師」等の体験機会の提供なども行い一般知識としての放射線検査のみならず放射線防護・放射線安全管理の普及につとめています。医療という枠組みの中で働く職種といっても多種多様です。こういった職業の体験機会から診療放射線技師を知り、そして進路を決める学生も少なくはないようです。

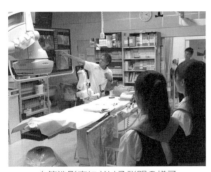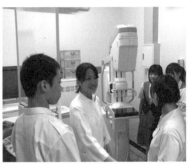

血管造影室における説明の様子　　　乳房撮影室における説明の様子

図2　学生向け診療放射線技師体験機会の様子

（佐藤 洋一）

3. 学校訪問活動

　一般の皆さんに放射線のことを知っていただこうという活動は、病院内だけではなく、病院外でも行っております。その中で、「学校」への訪問授業の一例を紹介します。

　学校教育現場においては、今まで中学3年生だけであった放射線の学習が、学習指導要領の変更によって中学2年生も含まれるようになり、2学年にまたいで放射線を詳しく学ぶようになりました。今回紹介する小学校への訪問は、中学校で本格的に放射線を学ぶ前に、まず"放射線の存在を知ってもらい、身近に感じてもらうこと"を目的に、1限分45分の授業形式で行いました（図1）。

　子供たちに「診療放射線技師って知っている？」という質問をしたところ、「知っている」「聞いたことがある」と答えたのは約25％でした。保護者が医療関係者であったり、ちょうどテレビで放送していた診療放射線技師が登場するドラマを見ていたりしたことから、「知っている」と答えた子も多かったようです。しかしながらまだ診療放射線技師がどのような仕事なのか知らない子供たちも多くいたため、授業は病院の職業紹介からスタートしました。診療放射線技師は一般撮影（レントゲン）装置やCT撮影装置などを使って患者さんの体を撮影し、病気やけがの状態を詳しく調べたり、放射線を用いてがんを治療したりします。また、毎日、使う装置や放射線の管理なども行っていることを伝えました。

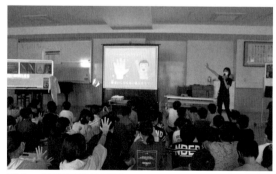

図1　訪問授業の様子
自分の手を見て、骨の数がいくつありそうか想像してもらい、レントゲン写真を見て答え合わせをしました。

実際の授業内容は、次のような項目で進めていきました。

・病院の職業紹介

・一般撮影装置・CT 装置の紹介

・放射線の性質

・画像で見る体の臓器

・レントゲン& CT 画像クイズ

・画像を見て診察してみよう

早速子供たちと盛り上がったのが、身近なものを X 線で撮影した画像クイズです。テレビのリモコンやゲーム機器は、電池、配線、細かな電子部品などがはっきりと分かります。また亀のレントゲン写真を見ると、脊椎（いわゆる背骨）がみられます。普段見えない光景に、あちらこちらから驚きの声が上がっていました。診療放射線技師は、人間の病院だけではなく、動物病院などでも活躍しています。

さて、学校では少しずつ体の仕組みを学びます。そこで、子供たちも知っている骨や筋肉、肺や心臓などの臓器が医療画像でどのように見えるのか、スライドで紹介しました。腹部 CT 画像から、食前・食後で大きさの変わる胃の様子、胸部 CT 画像から作られた立体的に見える肋骨の 3D-CT 画像や、心臓の動いている様子が分かる超音波画像を示すと、子供たちは興味津々で「おぉーっ！」と歓声を上げていました（図２）。

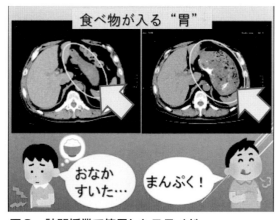

図２　訪問授業で使用したスライド

腹部の CT 画像。矢印で示すのが胃。写真左は空腹時で胃が縮んでいる。写真右は満腹時で胃が膨らんでいる様子が分かる。

診察してみようの項目では、実際の骨折症例や魚の骨が腸に刺さった症例などをクイズ形式で提示し、子供たちは初めて目にする医療画像に驚きつつも一医療従事者気分で授業を受けてくれました。

　また放射線の性質や利用についても触れています。図3にも示すように、放射線は電磁波の一種類で、広く言えば光の仲間であり、その中でエネルギーが最も高いものを言います。エネルギーが高いことから、放射線には物を突き抜ける性質（透過性）、物質に影響を与える性質（エネルギー付与）があります。とくに透過性の性質を利用して空港の手荷物検査や歴史的遺産（出土品）の調査、建築物のチェック、そして病院での検査など、放射線は私たちの身近なところで使われています。また一般にはあまり知られていませんが、食べ物や大気中、地面など、普通に住んでいる環境下にも放射線を出す物質は存在しています。このことを伝えると、最初は放射線というものを知らなかった子供たちも、自然の中にも放射線ってあるんだ！、放射線って、私たちの生活にこんなにも利用されているんだ！と、驚いた表情を見せていました

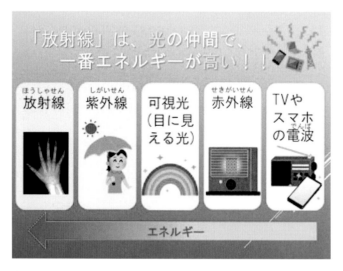

図3　訪問授業で使用したスライド
電磁波の種類をエネルギー順に大まかに並べたもので、放射線は最もエネルギーが高い。

最後にはアンケートも行いました。「1 人の患者さんだけにも、医師や看護師、診療放射線技師など、たくさんの人が関わっているということが分かった」、「CT 検査を初めて知った。輪切り画像が作れるというのに驚いた！」、「光（放射線）のエネルギーを使って、骨が見えるのはすごいと思った」、「いろいろな物の画像クイズが楽しかった！」など、子供たちの新鮮な目線で、たくさん感想を記入してくれました。45 分という短い時間ではありましたが、授業を通じて、放射線及び放射線技師の仕事を身近に感じてくれたのではないでしょうか。

　東日本大震災による原子力発電所の事故を受けて、現地に住んでいた子供たちが「○○君は放射線をあびた」、「○○さんから放射線が出る」などといった「いじめ」を受けたという報道がありました。これらは放射線の正しい知識があれば未然に防ぐことが出来たことです。教職員の方々や私たち診療放射線技師が、学校などの場において放射線の正しい知識を伝えていくことは、これからの未来を担う子供たちが幸せに暮らしていくことに繋がっていくと信じています。

> # Note
> 放射線教育は 1950 年代にはあったものの、ゆとり教育によって後に削除され、2008 年に復活しました。つまり、今の子供たちの親世代の多くは、学校で放射線を学んでいません。原子力発電所の事故などにおいて、正しい知識のもとに行動できるかどうか、その判断力を養うためにも、放射線を学ぶ機会は大切にしていくべきだと考えます。現在はインターネットにも様々な放射線教育応援ツールがあり、多方面から指導者・学習者をサポートする体制が整いつつあります。

（柴田　歩）

4. 埼玉県診療放射線技師会の活動

平成23年3月11日の東日本大震災に伴う福島第一原子力発電所の事故をきっかけに、連日聞きなれない言葉がマスコミで飛び交い、その解りにくい専門用語が国民へ大小の不安を与えました。これまで、放射線に関する知識を学ぶ機会がほとんどなかったことから、文部科学省から放射線に関する副読本が各学校へ配布されましたが、放射線についての教育や伝え方が難しいとの声を聞いたため、公益社団法人埼玉県診療放射線技師会では放射線特別授業として、講師派遣を行うこととしました。

なお、文部科学省が全国の小学校、中学校、高等学校および特別支援学校から無作為に抽出した4307校を対象に行った『放射線教育の実施状況調査』（令和2年3月報告）によると、「授業等で放射線に関する内容を扱ったことや扱う予定がある」と回答したのは、小学校で約70％、中学校約90％、高等学校約80％といずれも100％に届きませんでした。実施した教科は、社会や理科だけでなく、道徳、保健体育、公民などで平和や防災を含めた横断的な内容の取り組みがありました。教育現場からの意見として「教科の学習内容との結びつきが難しい」「児童には難しい」「教員側の事前準備が必要」などの声も多く、活用しているという結果が10％未満であった外部人材等を用いた出前授業や講演の拡充が望まれるとあり、放射線特別授業への期待が高いことが伺われます。これまで、県民に対する放射線啓発活動として学術大会における市民公開講演、各市町村や医師会で開催される健康祭りへの参加、各市民団体による放射線に関する講演、これらにともなう放射線被ばく相談などを行ってきました。技師会事業として診療放射線技師が学校の正式な授業の一環で、放射線特別授業に参加することは、放射線に関する最も身近な専門家として学生にとっても有効だと考えています。

放射線は福島第1原子力発電所事故以降、放射線被ばくによる健康影響や環境汚染などに不安を持つ方も多い分野でもあります。そこで、政治的な意図がないということを理解していただくために、学校へ直接依頼せずに県の教育委員会へ事業の説明をおこない、放射線特別授業の趣旨、内

容を理解していただきました。このことで依頼する学校側も教育委員会の承認を得ていることから、信頼できる事業であると認識していただけたのではと思っています。

　実際に授業をおこなう診療放射線技師は技師会の「講師養成講習会」を受講し、必要な知識と講義方法を習得したのちに派遣されます。一般の方々への放射線の説明は学会や研究会での講義の内容とは大きく異なり、使う用語や言葉の使い方に工夫が必要です。また、質問や疑問の範囲は多岐にわたるため、幅広い時事問題や一般常識も必要となります。したがって、診療放射線技師としてだけではなく、社会人としてのベースが重要であると考えています。

●放射線特別授業「放射線について考えよう」

　授業を受ける学生の多くは、放射線検査を受けたことが無く、放射線検査をイメージし難いのではと考えられます。また放射線被ばく相談などで用いている話の内容では伝わり難いと考え、学生用に放射線特別授業の内容を検討することにしました。地域住民は自身の今後の健康のためや報道の真偽、現状を知りたいという好奇心を持っており、医療職の人もこれからの仕事にかかわることなので理解しようという意欲が伝わってくるため、講義の中でちょっとした豆知識等を披露すると喜ばれますが、学生に対しては、まず興味を引くことが必要であると考えました。アメリカの国立訓練研究所が提唱したラーニングピラミッドによると、講義による学習は5％程度しか定着しないとされているため、自身が体験したことが無く、イメージもし難く、難しい話を受動的に聞くのみとなると、その5％をさらに下回ることが予想されたため、実際にフィルムや造影剤、発泡剤、線量計などを手で触れ、体験する時間をつくることで興味を引くだけでなく、学習定着率も上昇すると考えられます。また、一方的に話をするだけでなく、Q&Aを交えたり、笑いの要素を盛り込んだりといった工夫も必要と考えました。結果的に難易度は、学生は化学や物理を学習してからまだ日が浅いため、地域住民に向けた内容よりも少し上げると喜ばれました。

　私たち診療放射線技師には、不安を抱く方が多い『放射線』を扱ってい

るからか、知ってほしい、理解してほしい、不安な気持ちを取り除きたいという欲求が強い方が多いと推察しています。これは悪いことではなく、職業倫理上大変重要なことでありますが、本事業においては足枷になるのではないかと考えます。

　放射線特別授業は、未来ある学生たちに正しい知識を持っていただき、診療放射線技師という職業を知り、自身の将来について考えるきっかけになるものであって欲しいと考えています。

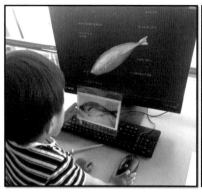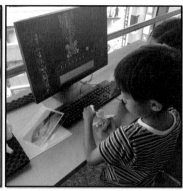

3D画像で稜鱗（ぜいご）に気付き
アジと判明！

3Dプリンタの模型と同じ形の骨を3D画像で探してみよう

放射線特別授業の授業風景

●放射線特別授業「3Dワークステーション人体解剖学体験」

　現代の医療に欠かせない医療機器としてCTやMRIが良く知られていますが、近年では人体の断層像だけでなく、脳、肺、肝臓などの各臓器や骨、血管、腫瘍などを3D画像化し、病気の診断や手術方針を決めるのに大変役立っています。上手に使いこなすには人体解剖の立体的な理解と多少のコンピュータの知識が必要であり、最初は戸惑うこともありますが、繰り返し操作することにより、医学書などで人体解剖を学習するより早く、立体的に人体解剖が理解できると考えています。

そこで、日々、医療に携わっている診療放射線技師が、実際に医療現場で使用しているワークステーションを用いて人体の 3D 画像を作成しながら、人体解剖に触れてもらい、参加者の要望に応じて 3D 画像が実際の医療においてどのように活用され、どのような診断・治療が行われるかを分かりやすく解説することで、将来の進路を考えていく小・中・高校生が、医療分野へ視野を広げられるきっかけ作りになればと考え、公益社団法人埼玉県診療放射線技師会の事業として無料で開催しています。

コラム　放射線被ばく線量の伝え方

　第 5 章 4、埼玉県診療放射線技師会の活動にある通り、放射線特別授業を事業の一環として進めてきましたが、いくつかの中学校、高等学校では、放射線についてだけでなく、医療分野へ進学希望の生徒に対して、診療放射線技師としてアドバイスを求められることが多くなってきました。放射線だけの話では、被ばくするメリット、デメリットを求められがちであり、ゼロリスクの話を含めて最後の答えは自身の価値観に行きついてしまいます。医療現場では放射線による検査が必要不可欠となっており、放射線被ばくの量と人体への影響を数字で比較し、病気が診断できるのであれば許容できるとの答えに行きつく方がほとんどです。この様に、身近な例と数字を用いることで理解に繋がることを実感しています。

　診療放射線技師だけでなく、医療関係職種すべての方々が放射線被ばくについて説明できる日が来ることを願っています。

（佐々木　健）

5. 北海道放射線技師会の活動

5-1. 線量を知るために

　「北海道民の被ばくの疑問に答えるにはまず自分たちが知らなければならない」とのコンセプトから「医療被ばく測定セミナー」が2011（平成23）年1月に企画されました。これは北海道放射線技師会の放射線管理委員会と放射線機器管理委員会の合同会議で検討・決定されたものです。奇しくもこの2ヶ月後に東日本大震災が起き、東京電力福島第一原子力発電所事故が起きました。この事故後に医療における放射線被ばくに関する質問を受けた医療関係者も少なくなかったと思われ、セミナーの開催が急務となりました。

　ただ北海道でのセミナーの開催には1つ懸念がありました。それは「北海道は広大である」ということ。北海道の面積は本州の3分の1、九州の2倍と言われています。北海道でセミナー開催すると札幌での開催が多くなりますが道内都市の中には札幌から300kmを越える遠隔地も多く日帰りでの参加は容易ではありません。そこで発想を転換し現地に機材を持ち込み、現地に講師陣が赴き、現地施設の装置を扱って測定実習を行うという「出張出前授業方式」が考案されました。この方式による講習会開催で広域な北海道でも多数の参加が可能となりました。

　開催都市は札幌をはじめ旭川、函館、苫小牧、室蘭、帯広、釧路、北見、稚内など広範囲に及びました。セミナーの内容も2011（平成23）年から2012（平成24）年にかけて「一般X線装置」を5ヶ所で開催、2013（平成25）年から2014（平成26）年にかけては「X線CT装置」を6ヶ所で開催しました。また2015（平成27）年から2016（平成28）年にかけて「移動型X線装置による散乱線測定」を開催し、この時期、日本版診断参考レベルが発表され活用に関する説明も行われました。

　「移動型X線装置による散乱線」は患者さんの被ばく測定とは少し異なります。移動型X線装置は通称ポータブルと呼ばれ、体を動かせない入院病棟の患者さんのベッドサイドでX線撮影する装置です。散乱線とはX線

検査の時に患者さんの体内で乱反射するＸ線のことで、ポータブル撮影時に患者さんから発せられる散乱線が過度に恐れられることがあります。そのため同じ病室にいる他の患者さんだけでなく患者さんに付き添う医療従事者にも病棟での説明を求められることがあり線量測定研修を実施するいきさつとなりました。

　2017（平成29）年からは「一般Ｘ線装置」、「Ｘ線CT装置」、「移動型Ｘ線装置による散乱線」のそれぞれをランダムに開催しながら、新たな企画「実践型医療被ばく相談」に備えました。

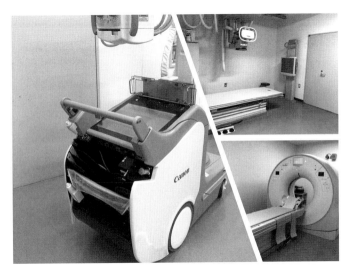

左：移動型Ｘ線装置 / 右上：一般装置 / 右下：CT

【参考資料】
　武田浩光．線量測定の課題とその解決に向けて‐北海道における医療被ばく測定セミナーを通じて．INNERVISION．2016．vol.31　no.12，p. 21-23

（目黒 靖浩）

5-2. 疑問に答えるために

　2011（平成23）年から始まったセミナーも2019（令和元）年から満を持して「実践型医療被ばく相談」というテーマで、被ばくの疑問に答えることを意識した研修に取り組み始めました。この企画からは線量を知るための測定法を実地で学ぶというスタイルに加え、相談に対応するための研修に重きを置くようにしました。被ばくの不安を抱えた患者さんからの相談に答えることは被ばく相談の経験を積んだ技師なら対応できるかも知れませんが、そうでない技師にとっては容易な事ではありません。そこで患者さんの心情の理解や多様な考え方を複数の視点で考え経験する機会を持ってもらおうとグループワーク形式が採用されました。

　このセミナーではまず妊娠した女性の胎児被ばくを測定する目的で実際に模型とMIDSOFという測定機器を使って、胸部CT検査時の女性生殖器の被ばく線量を測定する研修を行います。その時のデータを元に「妊娠した女性がそれに気づかずに検査を受けた」と不安の訴えに対し、参加者でグループワークを行って不安の軽減へどうアプローチするか議論を行います。

　グループワークは、参加者4～5名を1グループとして3～4グループを作り「患者さんは何に対して不安を抱えているか」、「患者さんの不安にどのように向き合うか」をそれぞれテーマにブレインストーミング的に意見を出し合います。参加者から出された意見はポストイットに記載し、内容ごとにまとめて整理します。その内容をポスターにまとめて代表者が発表を行い全体で議論を行います。各グループにはスタッフ1名がファシリテータとして進行役となり参加者の発言に偏りがないよう配慮します。またグループは年齢、性別が異なった構成にしているためお互い新たな気づきを経験し共有する機会となります。

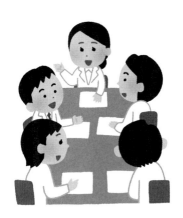

グループワークによる議論

　患者さんの被ばくに対する不安は人によってさまざまです。診療放射線技師は診断画像のスペシャリストとしての印象が強いのですが、検査を担当する技師は検査をするだけではなく患者さんの不安に寄り添うための研修にも取り組んでいます。

Note : MIDSOF

MIDSOF（Miniature Invisible Dosimeter of Scintillation Optical Fiber）はシンチレーション光ファイバー線量計で検出部の放射線シンチレータ（放射線を受けて発光する物質）にプラスチックを使用、発光量を電気信号に変換して線量計測を行う構造になっています。検出部がX線透視でも映らないため診断治療を妨げずに患者さんの被ばく線量をリアルタイムで計測することが可能です。この線量計はX線診断線量をモニタするだけではなく医療従事者用の線量モニタとしての機能を兼ね備えています。

（目黒 靖浩）

用語解説

医療被ばく

医療上の放射線検査や放射線治療などから患者が受ける被ばく、治験時の研究志願者が放射線検査で受ける被ばくおよび患者の介助者（介助を職業としていない者）らが受ける被ばく。

職業被ばく

放射線を利用する職業人の被ばくで、個人被ばく線量の管理が法令で義務付けられている。

公衆被ばく

職業被ばくや医療被ばくのどちらにも当てはまらない個人の被ばく。

行為の正当化

人が放射線に被ばくする行為は、それにより、個人あるいは社会全体に利益がもたらされる場合でないと行うことはできないとする考え方。行為の正当化を判断するには、被ばく行為が害に比べて利益が大きいか、また経済的に適正であるかなどについて検討される。医療被ばくでは患者が受ける診断および治療に放射線を用いることが、診療行為または患者個人として適切か否かの判断で用いられる。

防護の最適化

放射線診断あるいは治療上の要求を満たした上で、患者の被ばく線量をできるだけ少なくすること。放射線診療機器の改良、再撮影の防止、透視時間の短縮、照射野の絞りなど、最適化を達成するために放射線診療従事者は常に努力しなければならない。

個人の線量限度

国際放射線防護委員会（ICRP）の 2007 年勧告では、放射線作業（緊急時の作業を除く）を行う職業人の実効線量の限度は 5 年間で 100 ミリシーベルト（記号：mSv）、特定の 1 年間に 50 ミリシーベルトと定められている。一般公衆の場合、実効線量限度が年間 1 ミリシーベルトと定められている。

日本診療放射線技師会（JART）

　JART（The Japan Association of Radiological Technologists）は、診療放射線技師によって構成される職能団体。1947 年（昭和 22 年）に設立され、1951（昭和 26）年に社団法人、2012（平成 24）年に公益社団法人として認可される。放射線診療に関する啓発活動や診療放射線技師の利益を守るための社会的活動などを行っている。

世界放射線技師会（ISRRT）

　ISRRT（International Society of Radiographers & Radiological Technologist）は、職業として放射線を扱う世界各国の団体が加盟している。日本診療放射線技師会も、1978（昭和 53）年に正式加盟した。

被ばく時年齢（Age-at-exposure ）

　放射線に被ばくした時点での個人の年齢。ヒトの疫学データに基づくがんリスクモデルでは、高齢者よりも若年層における被ばくの生涯リスクが高いことを予測している。

ベクレル（Becquerel ）

　国際単位系において 1 秒あたりの壊変に相当する放射能の単位。

がん（Cancer）

　異常細胞の制御できない増殖を特徴とする関連疾患群。

がんリスク推定（Cancer risk estimate ）

　放射線被ばくによって一定期間内にがんを発症する可能性。

発がん因子（Carcinogen ）

　がんを誘発することができる物理的、化学的または生物学的因子。

預託線量（Committed dose ）

　放射性物質の摂取後に（すなわち内部被ばく後に）生涯にわたって受けると予想される線量。

入射表面線量（entrance surface dose）

　入射表面線量とよく似た表現に皮膚線量（skin dose）があり、単位は両者ともグレイ（記号：Gy）を用いる。入射表面線量は被写体直前の空気中の面の線量で、これに対して皮膚吸収線量は人体の皮膚の線量を指している。皮膚の被ばく影響を評価するには皮膚吸収線量を用い、最適化などの管理指標としては入射表面線量を用いる。

組織・臓器線量（organs dose）

　放射線を受けた生体の組織・臓器に吸収された線量。

生殖腺線量（gonad dose）

　男性および女性の性腺に放射線被ばくを受けたときの吸収線量。

確率的影響（stochastic effects）

　確率的影響は、影響の起こる確率が線量の増加と正比例して大きくなり、放射線防護上ではしきい線量が存在しないと仮定されている影響で、がん、白血病と遺伝的影響がある。

確定的影響（組織反応（tissue reaction））（deterministic effects）

　比較的早期に現れる影響で、しきい値またはしきい線量と呼ばれる影響の発生する最小の線量があり、このしきい線量を超えて被ばくした場合でないと影響は発生しない。しきい線量を超えた場合には、線量の増加とともに影響の発生する頻度および影響の重篤度が増加する。

しきい値

　確定的影響で、影響の発生する最低の線量をいい、しきい値以上の線量になると、線量の増加によって障害の重篤度（悪性度）が増加する。しきい値は、組織あるいは着目する影響によって異なる。

直線仮説（LNT モデル）

　確定的影響とは異なり、しきい値が存在せず線量に応じてリスクが増加するという、しきい値なし直線仮説（linear non-threshold hypothesis）と呼ばれるモデル。医療被ばくなどの低線量放射線の影響について不明確な部分は影響があると考えておいた方が安全側だという考え方に基づいたポリシー。

JCO の臨界事故

1999 年 9 月 30 日、JCO 東海事業所の核燃料加工施設内で核燃料を加工していたとき、ウラン溶液が臨界に達して核分裂連鎖反応が発生、この状態が約 20 時間持続した。これにより、至近距離で多量の中性子線を浴びた作業員 3 名中、2 名が死亡、1 名が重症となった。

身体的影響

放射線による影響を誰に影響が現れるかで分類すると、身体的影響と遺伝的影響に分けられる。身体的影響は被ばくした本人に現れる影響で、被ばくから影響が現れるまでの時間（潜伏期）の長さにより、急性影響と晩発影響の 2 つに分けられる。

遺伝的影響

放射線を受けた本人ではなく、その子孫に現れる影響。遺伝的影響は、(1) 生殖年齢にある人または生殖年齢以前の人、すなわち、子どもを作る可能性のある人が、(2) 生殖腺（精巣あるいは卵巣）に放射線を受ける、という 2 つの条件が満たされた場合にのみ発生する可能性がある。

実効線量（effective dose）

実効線量はおもに確率的影響を評価するために定義された線量。全身の各組織・臓器の吸収線量にそれぞれの組織・臓器ごとの影響に対する放射性感受性の程度を考慮した組織加重係数を乗じたものを足し合わせて求め、全身の放射線防護のための指標として用いられている。単位はシーベルト（記号：Sv）が用いられる。

吸収線量（absorbed dose）

放射線の照射によって単位質量あたりの物質が吸収するエネルギー量をいう。単位はグレイ（記号：Gy）が用いられる。

等価線量（equivalent dose）

放射線防護のための人体の各臓器の被ばく線量を表す線量概念を言う。放射線を被ばくした人体組織の臓器吸収線量に放射線加重係数を乗じたものとして定義され、単位はシーベルト（記号：Sv）が用いられる。

臓器線量（organ dose）

臓器または組織内の平均吸収線量。臓器または組織に付与された全エネルギーを臓器または組織の全質量で除した値。

線量限度（Dose limit）

線量限度は、管理の対象となるあらゆる放射線源からの被ばくの合計が、その値を超えないように管理するための基準値。 線量限度を超えなければそれで良いのではなく、防護の最適化によってさらに被ばくを下げる努力が求められる。

線量推定値（Dose estimate）

特定の被ばく状況で受けた線量の代表値。これらは、実際の線量ではなく、標準的な値の近似計算（例えば、異なる医用画像診断検査に対する患者線量の推定値）である。

日本産業規格（Japanese Industrial Standards：JIS ）

国際規格である ISO 規格に準じて制定され、産業標準化法に基づき制定された規格。1949 年以来、日本工業規格と呼ばれてきたが、標準化の対象にデータ、サービス、経営管理等を追加し、2019 年 7 月 1 日より「日本産業規格 (JIS)」に改称された。

外部被ばく

体外に放射線源があって、それからの被ばくをいう。

内部被ばく

体内に取り込まれた放射性同位元素からの被ばくで、体内被ばくともいう。

散乱線

X 線が被写体を透過する時に、被写体の中の様々な物質により乱反射した X 線が発生する。これを散乱線という。

ALARA の原則

国際放射線防護委員会（ICRP）が 1977 年勧告で示した放射線防護上の基本的考え方を示す概念であり、合理的に達成できるかぎり低く保つ（as low as reasonably achievable）という言葉を表現したもので「アララ」と呼ばれることが多い。

BSS（International Basic Safety Standards）

1996 年に ICRP が刊行した「電離放射線の防護および線源の安全のための国際基本安全基準」を国際基本安全基準を（International Basic Safety Standards：BSS）と呼んでいる。

CTDI（Computed Tomography Dose Index ）

CTDI は 1984 年に米国食品医薬品局（FDA）により定義され、CT 装置の革新に伴いその評価法を改変している。現在、主に用いられている評価法には CTDI100、CTDIw、CTDIvol、DLP がある。

DAP（Dose Area Product）

X 線撮影における面積線量（mGy/cm^2）（ある面積で受けた放射線量を評価する方法）のこと。患者皮膚線量の評価を目的に一般撮影装置、X 線透視装置、IVR 装置、ポータブル装置などで広く用いられる。

DLP（Dose length product）

CT 検査の被ばく線量を表し照射線量と長さの積で検査に使用した総線量をいい、単位は mGy・cm である。

FDA（Food and Drug Administration）

アメリカ食品医薬品局（FDA）は、アメリカ合衆国保健福祉省（Department of Health and Human Services：HHS）配下の政府機関で、医療品規制、食の安全を責務とする。

IAEA（International Atomic Energy Agency）

国際原子力機関（International Atomic Energy Agency）は、国際連合の保護下にある自治機関（国連の専門機関ではない）で、本部はオーストリアのウィーンにある。原子力施設の安全に関する重要事項について、加盟国全体の共通の基盤を提要するために、原子力安全基準（Nuclear Safety Standarads：NUSS）の策定を 1975 年に開始した。

ICRP（International Commission on Radiological Protection）

国際放射線防護委員会（International Commission on Radiological Protection）は、世界各国の放射線専門家の集りで、放射線防護に関する勧告を行う。放射線防護の基本的な考え方、防護基準、放射線防護の方策などについて検討し、検討結果は勧告あるいは報告という形で公表、各国の放射線防護基準の規範となっている。

ImPACT（Imaging Performance Assessment of CT scanners）

イギリスの CT 性能評価センターのグループが公開しているソフトウエアで、X 線 CT 検査における患者被ばく線量をモンテカルロ計算によって算出する Imaging Performance Assessment of CT scanners をいう。このソフトを利用するためには、イギリス放射線防護庁が頒布する NRPB-SR250 という有料ソフトのデータセットを用いなければ線量計算ができないが、使用する X 線 CT 装置の検査条件から、患者の臓器線量、実効線量、CTDIw、CTDIvol、DLP が算出される。

IVR（interventional Radiology）

IVR は、画像下治療と訳され、X 線透視や超音波などの画像誘導下で、細い医療器具（カテーテルや針）を入れて標的となる病気の治療を行う。詰まった血管を広げたり（血管形成術）、出血した血管を詰めたり（血管塞栓術）、外科手術のように腹部や胸を切らずに体の奥にある臓器や血管の治療ができるため、患者の体への負担が少ない（低侵襲）という特徴がある。

JCI（Joint Commission International

JCI は、米国の医療施設を対象とした第三者評価機関 The Joint Commission の国際部門として 1994 年に設立された非営利団体。国際社会における医療の安全性と質を継続的に改善することを目的に、教育やコンサルティングサービスの提供ならびに国際的な認定・認証を行っている。

MDCT（multiple detector commputed tomography）

複数の検出器を備えた CT 装置でマルチスライス CT とも呼ばれる。検出器は 4 列から 16 列や 256 列と増えており、1 回の走査で多数の断層画面を撮影できるため、短時間で鮮明な画像が得られる。

NCRP（National Council of Radiation Protection and Measurements）

　米国放射線防護審議会（NCRP）は、放射線利用の拡大に伴い連邦議会の認可のもとに非営利団体として 1964 年に設立された。NCRP の任務は、放射線の防護および放射線の測定方法についての調査、研究開発等であり、その成果は NCRP Report にまとめられ、連邦政府や社会に提供されている。

NRPB（National Radiological Protection Board）

　英国放射線防護庁（NRPB）は、1970 年に制定された放射線防護法に基づいて、同年 10 月 1 日に英保健省管轄下の独立機関として設立された。NRPB の主要任務は、一般公衆、被ばくのある職業人および放射線治療を受ける患者の健康を放射線による害から守るための勧告を提示する。

PAHO（Pan American Health Organization）

　全米保健機関（PAHO）は、汎米保健機構とも訳され、世界でも歴史のある国際的な公衆衛生機関であり、世界保健機関（WHO）の米州地域事務所および米州機構の保健専門機関として機能している。

用語解説

PCXMC（PC program for X-Ray Montecarlo）

　フィンランドの Radiation and Nuclear Safety Authority（STUK）が開発した一般撮影における患者被ばく線量を推定するソフトウエア。年齢、身長、体重と撮影条件から、各器官、組織ごとの吸収線量（mGy）がモンテカルロ計算によって算出される。

Perfusion CT imaging

　灌流画像法 (Perfusion imaging) は、組織の毛細血管あるいはそれに準ずる機能血管系の血流を表わす意味での灌流を画像化する技術の総称で、すなわち毛細血管レベルの組織血流を、定量的あるいは半定量的に画像化する方法である。

RCR（The Royal College of Radiologists）

　英国王立放射線科専門医会（RCR）では、臨床放射線の最適利用のためのガイドライン iRefer という放射線検査のガイドラインツールを提供している。1989 年の発刊以来、2017 年発刊の最新版まで 8 版を重ねている 30 年の長い歴史がある。

UNSCEAR（United Nations Scientific Committee on the Effects of Atomic Radiation）

1955 年に設置された国際連合に属する委員会の一つで、事務局はウイーンにある。原子放射線の影響に関する国連科学委員会（United Nations Scientific Committee on the Effects of Atomic Radiation）の略で、通称ではアンスケアと呼ばれる。

WAZA-ARI

日本の国立研究開発法人　量子科学技術研究開発機構が公開している X 線 CT 検査における患者被ばく線量計算用 Web システム。CT の撮影条件に応じて患者の被ばく線量を迅速に評価、提供できる。Impact 同様、使用する X 線 CT 装置の検査条件から、患者の臓器線量、実効線量、CTDIw、CTDIvol、DLP が算出される。医療関係者であれば無償で使用可能。

WHO（World Health Organization）

世界保健機関 WHO）は、国際連合の専門機関（国際連合機関）の一つであり、人間の健康を基本的人権の一つと捉え、その達成を目的として設立された機関。

【参考資料】

・ICRP Publication 103 国際放射線防護委員会の 2007 年勧告 用語解説：日本アイソトープ協会（2009）
・ICRP Publication 135 医用画像検査における診断参考レベル：原子力規制委員会（2017）
・小児画像診断における放射線被ばくリスクの伝え方：医療に関する便益とリスクの議論をサポートする情報：国立研究開発法人 量子科学技術研究開発機構（2017）
・図説ハンドブック「放射線の基礎知識と健康影響」令和 3 年度版：環境省放射線健康管理担当参事官室 / 国立研究開発法人量子科学技術研究開発機構（2022）

索　引

かな

索引

索
引

あとがき

　公益社団法人日本診療放射線技師会（以下、技師会）の「学会等の設置に関する規定」に基づき、2003 年 4 月 1 日付で日本放射線公衆安全学会（以下、本学会）が設立されてから 20 年を迎えました。

　技師会が、2000 年 10 月に「患者さんのための医療被ばくガイドライン（低減目標値）」を会告しました。これは放射線診療（診断・核医学分野）で使用する放射線量の適正化を、われわれ診療放射線技師が責任を持って実践するよう、具体的な指標を提示したものです。さらに 2006 年には「放射線診療における線量低減目標値とその実践 ‐ 医療被ばくガイドライン 2006 ‐ 」として改訂されました。この取り組みが 2007 年度厚生労働科学研究費補助金（医療安全・医療技術評価総合研究事業）の「医療放射線の安全確保に関する研究」（主任研究者：細野眞）の分担研究「医療領域の診断参考レベルの検討」として報告され、医療被ばく管理の重要性と診断参考レベルの必要性が認識されたのです。

　技師会からの委託研究課題「医療被ばく低減施設認定システムの策定」を報告してから、本学会の活動主体は、医療被ばく低減を目的とした「医療被ばくガイドライン」の改訂と、「医療被ばく低減施設の認定事業」の普及・啓発活動があります。本学会設立 20 周年のタイミングで、これまでの 20 年の振り返り、過去の活動を評価・検証し、そこから学び考えたことを市民に伝えることは重要で、学術団体としての本学会の使命であると考えます。

　本学会が設立されてからの 20 年を振り返ると、その間に牛海綿状脳症（BSE）の問題や東日本大震災に引き続く東京電力福島第一原子力発電所事故が起こりました。そして、そのたびにリスクコミュニケーションの必要性が叫ばれました。患者さんやそのご家族が不安に思う医療被ばくの低減に向けた活動をするのは説明責任のひとつではないでしょうか。説明責任は、ただ説明するだけでなく、聞いた人の納得が得られて初めて果たしたことになります。2004 年のランセット報道を契機に、CT の被ばく線量に不安を抱く国民に対して、診断・治療のために正当化の基に検査して

いると、放射線診療の関係者は熱弁を振るいました。そして、2011年の原子力発電所事故による放射線被ばくについても、医療被ばくと一緒に論じるなとの専門家の発言がありました。両者とも、国民や患者の視点ではなく医療の専門家、放射線診療の専門家としての立ち位置でした。

では、本学会の存在意義はどこにあり、何のための活動を目指すのでしょうか。2008年に出版した『医療従事者のための医療被ばくハンドブック』のサブタイトルは、「より良いインフォームド・コンセントのために」でした。2011年2月に『イラストでみる 放射線って大丈夫？』を編集・出版しました。サブタイトルで「患者さん・妊婦さんの疑問にどう答えるか」と表記したように、患者さんに安全な放射線診療を提供することは、私たち診療放射線技師の責務ですが、患者さんの安心を求める要求に応えることも医療従事者の責務と言えます。

ローマ神話に登場するヤヌスは、前後2つの顔を持つ神であり、1年の終わりと始まりの境界に位置し1月を司る神としてJanuaryの語源（ヤヌスの月）でもあります。ヤヌスは出入り口の神、また事の始まりの神とされ、1月の守護神であるのは、1月が年の始まりでもあるからです。そこから、過去と未来との間に立つとの説もあるそうです。

われわれ診療放射線技師がX線を照射することは、医療被ばくの入口でもあります。医療被ばくの入り口の扉を開けたとき、放射線診療の質の確保（医療被ばく低減施設）と情報公開（レントゲン手帳）によって患者さんの不安を取り除き、出口の扉を開ける職業人でありたいと思っています。医師、看護師だけでなく事務職員も含めた医療施設で働く人が、自分の関与する医療に自信を持って、患者さんを笑顔で受け入れることを願いながら、本書の出版に至りました。

今回の出版に際し、時間的制約の中で編集いただいた医療科学社出版部の齋藤聖之氏、山﨑航氏、投野陽一朗氏に感謝します。

2023年9月
日本放射線公衆安全学会 初代会長　諸澄　邦彦

医療被ばく低減への取り組み

価格はカバーに
表示してあります

2023 年 9 月 29 日　第一版 第 1 刷 発行

編　著　日本放射線公衆安全学会 ©
　　　　にほんほうしゃせんこうしゅうあんぜんがっかい

発行人　古屋敷　桂子

発行所　株式会社 医療科学社

　　　　〒 113-0033　東京都文京区本郷 3 - 11 - 9

　　　　TEL 03（3818）9821　　FAX 03（3818）9371

　　　　ホームページ　http://www.iryokagaku.co.jp

　　　　郵便振替　00170-7-656570

ISBN978-4-86003-145-9　　　（乱丁・落丁はお取り替えいたします）

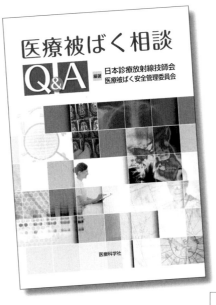

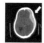
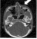